Hanan Elzeblawy Hassan
Eman Mohamed Alsherbieny
Mariam Riad Fahmy

Arthrose im Knie Schmerzen

Hanan Elzeblawy Hassan
Eman Mohamed Alsherbieny
Mariam Riad Fahmy

Arthrose im Knie Schmerzen

Bewältigungsstrategien älterer Frauen in der Stadt Beni-Suef

ScienciaScripts

Imprint
Any brand names and product names mentioned in this book are subject to trademark, brand or patent protection and are trademarks or registered trademarks of their respective holders. The use of brand names, product names, common names, trade names, product descriptions etc. even without a particular marking in this work is in no way to be construed to mean that such names may be regarded as unrestricted in respect of trademark and brand protection legislation and could thus be used by anyone.

Cover image: www.ingimage.com

This book is a translation from the original published under ISBN 978-620-7-47365-6.

Publisher:
Sciencia Scripts
is a trademark of
Dodo Books Indian Ocean Ltd. and OmniScriptum S.R.L publishing group

120 High Road, East Finchley, London, N2 9ED, United Kingdom
Str. Armeneasca 28/1, office 1, Chisinau MD-2012, Republic of Moldova, Europe
Printed at: see last page
ISBN: 978-620-7-39301-5

Copyright © Hanan Elzeblawy Hassan, Eman Mohamed Alsherbieny, Mariam Riad Fahmy
Copyright © 2024 Dodo Books Indian Ocean Ltd. and OmniScriptum S.R.L publishing group

Bewältigungsstrategien älterer Frauen Leiden Sie an Kniearthrose Schmerzen in der Stadt Beni-Suef

Von

Mariam Riad Fahmy

(B.SC. Krankenpflege, 2007)

Fakultät für Krankenpflege

Universität Minia

Beaufsichtigt von

Assistieren Sie. Prof. Dr. Hanan Elzeblawy Hassan

Prodekan für Postgraduiertenstudien und Forschungsangelegenheiten.

Assistenzprofessorin für Gesundheitspflege von Müttern und Neugeborenen

Fakultät für Krankenpflege, Universität Beni Suef

Assistieren Sie. Prof. Dr. Eman Mohamed Alsherbieny

Assistenzprofessorin für Community Health Nursing

Fakultät für Krankenpflege, Universität Beni Suef

Universität Beni-Suef

2021

Danksagungen

In erster Linie bin ich Allah, dem **Allmächtigen und Barmherzigen, zu** Dank verpflichtet, der mir die Kraft gegeben hat, dieses Werk zu vollenden,

Mein tief empfundener Dank gilt Assist. Prof. **Hanan Elzeblawy Hassan,** Vizedekanin für postgraduale Studien und Forschungsangelegenheiten, Assistenzprofessorin für Krankenpflege für Mütter und Neugeborene, für ihre wertvolle Anleitung und fachkundige Betreuung sowie für ihre große Unterstützung und Ermutigung. Es ist mir wirklich eine Ehre, diese Arbeit unter ihrer Aufsicht fertigzustellen.

Ich möchte meinen tiefsten Dank an **Assist. Prof. Dr. Eman Mohamed Alsherbieny,** Assistenzprofessorin für Community Health Nursing an der Beni Suef University, dafür, dass sie mich bei dieser Arbeit begleitet hat und mir viel von ihrer Zeit geschenkt hat. Ich schätze ihre Bemühungen sehr.

Mein besonderer Dank gilt meinen **Eltern**, meinem **Ehemann** und all meinen Familienmitgliedern, die mich ständig ermutigen, mich aushalten und zu mir stehen.

Mariam Riad Fahmy

Knie-Arthrose Schmerzen

Assistieren Sie. Prof. Hanan Elzeblawy Hassan

Assistenzprofessorin für Krankenpflege für Mütter und Neugeborene

Prodekan für Postgraduiertenstudien und Forschungsangelegenheiten, Fakultät für Krankenpflege, Universität Beni-Suef

Assistieren Sie. Prof. Eman Mohamed Alsherbieny

Assistenzprofessorin für Familien- und Gemeindegesundheitspflege, Fakultät für Krankenpflege, Universität Beni-Suef

Mariam Riad Fahmy

(B.SC. Krankenpflege)

Inhaltsverzeichnis

Einführung	7
Ziel der Studie	14
Überprüfung der Literatur	15
Thema und Methoden	68
Diskussion	102
Fazit	118
Zusammenfassung	120
Die vorliegende Studie ergab die folgenden Hauptergebnisse:	122
Referenzen	126

Bewältigungsstrategien älterer Frauen, die unter Kniearthrose-Schmerzen leiden, in Beni-Suef City

Mariam Riad Fahmy[1], Hanan Elzeblawy Hassan[2], Eman Mohamed Alsherbieny[3]

[1] B.SC. Krankenpflege, 2007, Universität Beni-Suef, *Ägypten*
[2] Assistentin. Professorin für Gesundheitspflege für Mütter und Neugeborene, Fakultät für Krankenpflege, Beni-Suef Universität, *Ägypten*
[3] Assistenzprofessorin für kommunale Gesundheitspflege, Fakultät für Krankenpflege, Universität Beni-Suef, *Ägypten*

ABSTRACT

Hintergrund: Osteoarthritis (OA) ist die Hauptursache für Schmerzen und Behinderungen bei älteren Frauen. Sie ist bei Frauen häufiger anzutreffen als bei Männern. *Ziel:* Ziel dieser Studie war es, die Bewältigungsstrategien älterer Frauen, die unter Kniearthrose (OA) leiden, in der Stadt Beni-Suef zu untersuchen. *Design:* In der aktuellen Studie wurde ein deskriptives Querschnittsdesign verwendet. *Setting:* Die Studie wurde im Universitätskrankenhaus von Beni Suef in der orthopädischen Ambulanz und in der Physiotherapieabteilung durchgeführt. *Probanden: Für die* aktuelle Studie wurde eine konsekutive Nicht-Wahrscheinlichkeitsstichprobe von insgesamt 300 untersuchten Frauen rekrutiert. in der oben genannten Umgebung. *Instrumente:* I- Fragebogen zur Befragung: Er wurde vom Forscher entwickelt und besteht aus 2 Teilen: - demographische Daten und Anamnese der Kniearthrose, II- Katz-Skala, III- Visuelle Analogskala (VAS) und IV- Pain Coping Inventory (PCI). *Ergebnisse:* Es zeigte sich, dass mehr als zwei Drittel (70%) der untersuchten älteren Frauen unter starken Schmerzen und (30%) unter mäßigen Schmerzen litten. Die Schmerzbewältigungsstrategie des Ablenkungsinventars wies unter den anderen untersuchten Strategien den höchsten Prozentsatz der mittleren Punktzahl auf (62,46%), und die Strategie des Schmerzinventars in Ruhe hatte den niedrigsten Prozentsatz der Schmerzpunktzahl (55,0%). Zwischen der Katz-Skala für ADL und dem Schmerzbewältigungsinventar bestand hingegen eine positive Korrelation. *Schlussfolgerung:* Die aktiven Bewältigungsstrategien, die von den untersuchten Frauen am häufigsten angewandt wurden, waren Ablenkung und Schmerzverarbeitung. Bei den passiven Bewältigungsstrategien, die von den Frauen angewandt wurden, waren Ruhe und Rückzug die von den untersuchten Frauen am häufigsten genutzten. *Empfehlungen:* Sensibilisieren Sie die Öffentlichkeit für die

Wirksamkeit und Verträglichkeit von Bewältigungsstrategien zur Verringerung von Schmerzen und Komplikationen bei Osteoarthritis durch gezielte Programme für Personen in der Gemeinschaft.

Schlüsselwörter: Bewältigungsstrategien, Ältere Menschen, Knie-Arthrose, Schmerz, Frauen

Einführung

Das Altern ist ein allmählicher, kontinuierlicher Prozess der natürlichen Veränderung, der im frühen Erwachsenenalter beginnt. Im frühen mittleren Alter beginnen viele Körperfunktionen allmählich nachzulassen. Zu den häufigen Erkrankungen im Alter gehören Schwerhörigkeit, Grauer Star und Fehlsichtigkeit, Rücken- und Nackenschmerzen und Arthrose, chronisch obstruktive Lungenerkrankung, Diabetes, Depression und Demenz. Je älter die Menschen werden, desto wahrscheinlicher ist es, dass sie mehrere Krankheiten gleichzeitig haben **(Timalsina & Songwathana, 2020)**.

Osteoarthritis (OA) ist die häufigste Form der Arthritis. Manche nennen sie auch degenerative Gelenkerkrankung oder "Abnutzungsarthritis". Sie tritt am häufigsten in den Händen, Hüften und Knien auf. Bei OA beginnt der Knorpel in einem Gelenk abzubauen und der darunter liegende Knochen zu verändern. Diese Veränderungen entwickeln sich in der Regel langsam und werden mit der Zeit immer schlimmer. OA kann zu Schmerzen, Steifheit und Schwellungen führen. In einigen Fällen führt sie auch zu Funktionseinschränkungen und Behinderungen; manche Menschen sind nicht mehr in der Lage, ihren täglichen Aufgaben nachzugehen oder zu arbeiten *(Magni et al., 2021)*.

Osteoarthritis (OA) ist die häufigste Ursache für Schmerzen im Alter. 43% der Patienten mit OA sind 65 Jahre oder älter und 88% der Menschen mit OA sind 45 Jahre oder älter. Die jährliche Inzidenz von Knie-OA ist zwischen 55 und 64 Jahren am höchsten. Mehr als die Hälfte der Menschen mit symptomatischer Knie-OA sind jünger als 65 Jahre. 62% der Menschen mit OA sind Frauen. Bei Menschen, die jünger als 45 Jahre sind, tritt OA häufiger bei Männern auf; über 45 Jahre tritt OA häufiger bei Frauen auf *(Shamekh et al., 2022)*.

Kniearthrose (OA) ist eine weit verbreitete fortschreitende multifaktorielle Gelenkerkrankung, die durch chronische Schmerzen und Funktionseinschränkungen gekennzeichnet ist. Knie-OA macht fast vier Fünftel der weltweiten OA-Belastung aus und nimmt mit Fettleibigkeit und Alter zu. Bislang ist Knie-OA unheilbar, mit Ausnahme der Knieendoprothetik, die als wirksame Behandlung in einem fortgeschrittenen Krankheitsstadium gilt, die jedoch erhebliche Gesundheitskosten verursacht *(Jeanmaire et al., 2018)*.

OA wird durch Beschädigung oder Abbau des Gelenkknorpels zwischen den Knochen verursacht. Gelenkverletzungen oder Überbeanspruchung, wie z.B. das Beugen von Knien und wiederholte Belastung eines Gelenks, können ein Gelenk schädigen und das Risiko einer OA in diesem Gelenk erhöhen. Alter; das Risiko, eine OA zu entwickeln, steigt mit dem Alter. Geschlecht: Frauen haben ein höheres Risiko, an OA zu erkranken als Männer, insbesondere nach dem 50. Übergewicht: Zusätzliches Gewicht belastet die Gelenke, insbesondere die gewichtstragenden Gelenke wie Hüfte und Knie, stärker. Diese Belastung erhöht das Risiko einer OA in diesem Gelenk. Fettleibigkeit kann auch metabolische Auswirkungen haben, die das

Risiko für OA erhöhen. Genetik: Menschen, die Familienmitglieder mit OA haben, haben ein höheres Risiko, OA zu entwickeln. Menschen, die an OA in der Hand leiden, haben ein höheres Risiko, OA im Knie zu entwickeln. Rasse; einige asiatische Bevölkerungsgruppen haben ein geringeres Risiko für OA *(To et al., 2019).*

Die Symptome der OA entwickeln sich oft langsam und verschlimmern sich mit der Zeit. Zu den Anzeichen und Symptomen von Osteoarthritis gehören: Schmerzen bei jeder Bewegung, Steifheit. Die Steifheit der Gelenke kann sich vor allem beim Aufwachen oder nach einer Pause bemerkbar machen, Zärtlichkeit, Verlust der Beweglichkeit, Knirschen, Schwellungen, die durch eine Entzündung der Weichteile um das Gelenk herum verursacht werden können, und Knochensporne - zusätzliche Knochenstücke, die sich wie harte Klumpen anfühlen und sich um das betroffene Gelenk herum bilden können. Osteoarthritis ist eine degenerative Erkrankung, die sich mit der Zeit verschlimmert und oft zu chronischen Schmerzen führt. Die Gelenkschmerzen und die Steifheit können so stark werden, dass sie die tägliche Arbeit erschweren *(Shamekh et al., 2022).*

Auch Depressionen und Schlafstörungen können die Folge der Schmerzen und der Behinderung durch Osteoarthritis sein. Die Diagnose von Knie-Osteoarthritis erfolgt durch eine körperliche Untersuchung, Röntgenaufnahmen und Laboruntersuchungen. Es gibt keine Heilung für OA, so dass OA-Symptome durch eine Kombination von Therapien behandelt werden, die Folgendes umfassen können: Steigerung der körperlichen Aktivität, Physiotherapie mit muskelstärkenden Übungen, Gewichtsabnahme, Medikamente, einschließlich rezeptfreier Schmerzmittel und verschreibungspflichtiger Medikamente, unterstützende Hilfsmittel wie Krücken oder Stöcke und eine Operation, wenn andere Behandlungsoptionen nicht wirksam waren *(Sakellariou et al., 2017)*.

Bewältigung ist definiert als die Gedanken und Verhaltensweisen, die zur Bewältigung interner und externer Stresssituationen eingesetzt werden. Die Bewältigung wird im Allgemeinen in vier Hauptkategorien eingeteilt: problemorientiert, emotionsorientiert, sinnorientiert und soziales Coping. Für Patienten mit Kniearthrose kann es schwierig sein, mit Arthrose-Symptomen umzugehen, die die üblichen Aktivitäten des täglichen Lebens beeinträchtigen. Patienten mit Knie-Osteoarthritis können damit fertig werden, indem sie Freizeitaktivitäten genießen, sich selbst verwöhnen und manchmal auch die Umgebung wechseln, selbst wenn es nur ein Tagesausflug ist. Ein Tapetenwechsel kann gute Laune verbreiten und Stress abbauen, Bewegung und körperliche Aktivität steigern *(Runhaar & Zhang, 2018)*.

Die Rolle der Krankenschwester beim Management des OA-Risikos und des Krankheitsverlaufs hat sich weiterentwickelt, zum Beispiel in der Primärversorgung, in der Lehre, in der Forschung und in anderen Aufgaben und Bereichen. Krankenschwestern und -pfleger helfen bei der Diagnose und Bewertung der funktionellen und psychosozialen Auswirkungen der

Krankheit, sorgen für die medikamentöse Behandlung und das Schmerzmanagement, überwachen den Krankheitsverlauf, klären die Patienten auf und koordinieren die Pflege mit anderen Anbietern (Physio-, Ergo- und Psychotherapeuten). Das Verständnis der klinischen Manifestationen und der diagnostischen Kriterien für OA bildet die Grundlage für diese Tätigkeiten *(Ferri, 2020)*.

Bedeutung der Studie:

Osteoarthritis ist eine chronische und fortschreitende Autoimmunerkrankung noch unbekannter Ätiologie, die vor allem durch Gelenkentzündungen und Synovialergüsse gekennzeichnet ist, die zu zerstörerischen Veränderungen führen können. Darüber hinaus ist OA eine chronische autoimmune Entzündungskrankheit, die die Gelenke und Organe betrifft. Die weltweite Prävalenz liegt bei etwa 5 von 1000 Menschen. Schmerzen und Schwellungen der Gelenke sowie Müdigkeit sind häufige Symptome, die die körperliche Funktion einschränken und die Lebensqualität beeinträchtigen können. Außerdem leiden weltweit 20 Millionen Menschen an rheumatoider Arthritis, einer Krankheit, die mit einer Immunreaktion zusammenhängt, die auftritt, wenn der Körper Gewebe und Fremdstoffe vermischt und sich selbst angreift. Die Krankheit verursacht diese Erkrankung und Rauheit in den Gelenken und kann zu Entzündungen in anderen Organen führen *(Raunsbæk et al., 2021)*.

In den Vereinigten Staaten von Amerika gab es 5270,81 prävalente Fälle von OA. Die Prävalenz war bei Frauen (3170,44

Fälle im Jahr 2019) höher als bei Männern (2100,37 Fälle im Jahr 2019) aller Altersgruppen und bei beiden Geschlechtern am höchsten in der Altersgruppe 60-64 Jahre. Auch die OA in den Knien, der Hüfte und anderen Gelenken nahm zu, während sie bei der OA der Hand zurückging *(Otón & Carmona, 2019)*. Da die Inzidenz und Prävalenz von Osteoarthritis mit zunehmendem Alter steigt, wird die höhere Lebenserwartung zu einer größeren Anzahl von Menschen mit dieser Erkrankung führen. Im Vereinigten Königreich (UK) haben 20 bis 30 % der älteren Menschen über 60 Jahre eine symptomatische Osteoarthritis. Im Nahen Osten leiden im Irak, Jemen, Saudi-Arabien und Syrien mehr als eine Million Menschen an OA *(Conrozier & Lohse, 2022)*.

In Ägypten liegt die Prävalenz von OA bei 8,5 % der gesamten erwachsenen Bevölkerung. Etwa 85 % der über 75-Jährigen leiden unter einigen Symptomen von Osteoarthritis. 40 % der Betroffenen haben erhebliche Schwierigkeiten bei den täglichen Aktivitäten, die so weit gehen, dass sie sich auf die Arbeit oder das soziale Leben auswirken. Außerdem sind 29,5% der älteren Frauen am häufigsten betroffen. Dies könnte auf die postmenopausalen osteoporotischen Veränderungen bei Frauen zurückzuführen sein *(Shamekh et al., 2022)*.

Krankenschwestern und -pfleger spielen eine wichtige Rolle, wenn es darum geht, Patienten dabei zu unterstützen, sich aktiv an der Behandlung ihrer chronischen Erkrankungen zu beteiligen und Fähigkeiten zum Selbstmanagement zu erwerben. Ziel der aktuellen Studie war es daher, die Bewältigungsstrategien älterer Frauen, die an Kniearthrose (OA) leiden, in der Stadt Beni-Suef zu bewerten.

Ziel der Studie

Ziel dieser Studie war es, die Bewältigungsstrategien älterer Frauen, die an Kniearthrose (OA) leiden, in der Stadt Beni-Suef zu untersuchen.

Forschungsfrage:

Um das Ziel dieser Studie zu erreichen, wurden die folgenden Forschungsfragen formuliert:

Welche Bewältigungsstrategien wenden ältere Frauen in der Stadt Beni-Suef an, die unter Schmerzen durch Kniearthrose leiden?

Überprüfung der Literatur

Kapitel I: Alterung

Altern ist definiert als eine unvermeidliche fortschreitende Verschlechterung der physiologischen Funktionen mit zunehmendem Alter, die demographisch durch einen altersabhängigen Anstieg der Sterblichkeit und einen Rückgang der Fruchtbarkeit gekennzeichnet ist. Der Rückgang oder Verlust der Anpassungsfähigkeit wird durch den zeitlich progressiven Rückgang der Hamilton'schen Kräfte der natürlichen Selektion und die Akkumulation von Schäden im Laufe der Zeit verursacht *(Kyriazis, 2020)*.

Frauen überleben länger als Männer und machen den größten Teil der älteren Menschen aus, wobei ihr Anteil an der Bevölkerungsgruppe mit zunehmendem Alter steigt. Im Alter zwischen 65 und 74 Jahren kommen 82 Männer auf 100 Frauen. In der Altersgruppe zwischen 65 und 74 kommen 65 Männer auf 100 Frauen, während in der Altersgruppe zwischen 75 und 84 das Verhältnis 41 Männer auf 100 Frauen beträgt. Derzeit überleben Frauen die Männer um 4,8 Jahre. Weltweit werden Frauen im Alter von 65 Jahren voraussichtlich weitere 18 Jahre leben, während Männer im gleichen Alter durchschnittlich 16 Jahre hinzugewinnen. Prognosen zufolge werden im Jahr 2050 54% der Weltbevölkerung im Alter von 65 Jahren oder älter Frauen sein *(Farrugia-Bonello, 2021)*.

Ursachen der Alterung

Das Altern als ein erfindungsreiches Stadium mit kontinuierlichen körperlichen Veränderungen hat die Biologen dazu veranlasst, dieses biologische Stadium zu untersuchen und viele Theorien und Hypothesen zur Erklärung des Alterungsprozesses aufzustellen. Im Allgemeinen gibt es verschiedene Theorien über den Alterungsprozess, wobei die akzeptabelste davon ausgeht, dass das biologische Altern von zwei Haupttypen von Faktoren beeinflusst wird: programmierte Faktoren und schadensbedingte Faktoren *(Chung & Kennedy, 2020)*.

Osteoarthritis ist die häufigste und behinderndste der chronischen Erkrankungen, von denen ältere Frauen weltweit betroffen sind. Die Prävalenz von Osteoarthritis bei Frauen nimmt nach dem 50. Lebensjahr dramatisch zu. Frauen haben ein doppelt so hohes Risiko wie Männer, eine bilaterale Kniearthrose zu entwickeln, und ein 2,6-fach höheres Risiko als Männer, eine Handarthrose zu entwickeln. OA ist weltweit die achte Ursache für Behinderungen, insbesondere bei älteren Frauen. Fettleibigkeit wirkt sich negativ auf die Biomechanik aus, zumindest in den Gelenken, die Gewicht tragen, und ist nachweislich ein Risikofaktor für OA *(Chen, et al, 2018)*.

Die Faktoren, die zum Rückgang der körperlichen Leistungsfähigkeit beitragen, sind zahlreich und umfassen eine erhöhte Adipositas sowie eine unzureichende Skelettmuskelmasse, Kraft und Leistung. Im Vergleich zu gleichaltrigen Männern neigen ältere Frauen zu einer höheren Adipositas, einer geringeren Skelettmuskelmasse, einer geringeren Muskeldichte (die eine stärkere Infiltration der Muskellipide widerspiegelt), einer geringeren

Muskelkraft und einer geringeren Muskelleistung, was sie einem erhöhten Risiko für eine eingeschränkte körperliche Funktion und Behinderung aussetzt *(Yousefzadeh, et al, 2021)*.

Programmierte Faktoren, die darauf hindeuten, dass genetische Aspekte eine Rolle spielen, wurden in vielen Studien an verschiedenen Spezies, darunter auch an menschlichen Hundertjährigen, nachgewiesen. Einige Forschungen haben gezeigt, dass Veränderungen in bestimmten Genen die Lebensspanne bei einigen Arten wie Hefe und Spulwürmern verlängern können. Es wurde festgestellt, dass einige Fälle mit der menschlichen Langlebigkeit in Verbindung stehen. Genetische Theorien des Alterns gehen davon aus, dass das Altern in jedem einzelnen Gen programmiert ist. Der programmierte Zelltod (Apoptose) wird von einer biologischen Uhr über genetische Informationen im Zellkern gesteuert. Die für die Apoptose verantwortlichen Gene bieten eine Erklärung für den Zelltod und sind weniger auf den Tod eines ganzen Organismus anwendbar *(Sgarbieri & Pacheco, 2017)*

Die erhöhte zelluläre Apoptose kann mit dem Alterungsprozess in Verbindung gebracht werden, aber sie kann nicht als Todesursache angesehen werden. Sowohl Umweltfaktoren als auch genetische Mutationen können die Genexpression beeinflussen und den Alterungsprozess beschleunigen. Seit kurzem kann eine epigenetische Uhr, die das biologische Alter von Zellen und Geweben misst, für die Überprüfung verschiedener biologischer Alterungstheorien nützlich sein *(Amarya, Singh & Sabharwal, 2018)*.

Die Forscher haben herausgefunden, dass die epigenetische Uhr die Lebenserwartung über verschiedene Ethnien hinweg vorhersagen kann, selbst wenn Risikofaktoren wie Alter, Geschlecht, Gewicht, Rauchgewohnheiten und die genetische Vorgeschichte vorhanden sind. Mithilfe der epigenetischen Uhr konnten die Wissenschaftler das Blut- und Gewebealter berechnen und die Lebenserwartung bestimmen. Die Veränderungen in der DNA werden durch die Verkürzung der Telomere, die DNA-Methylierung und die Variation des Gens dargestellt *(Wang & Ben, 2020)*.

Die alten physiologischen Studien haben gezeigt, dass es Korrelationen zwischen der metabolischen Rolle, der Körpergröße und der Langlebigkeit (Lebensspanne) gibt. Es wurde festgestellt, dass langlebige Arten größer sind und weniger Kalorien pro Gramm Körpermasse verbrauchen als kleinere, kurzlebige Arten. Da das Tier mit einer begrenzten Menge an Materialien, potenzieller Energie und physiologischen Fähigkeiten geboren wird, wird angenommen, dass das Tier schneller wächst, wenn die biochemischen Aktivitäten und die Stoffwechselrate schneller ablaufen, was bedeutet, dass das Altern aus der Geschwindigkeit resultieren kann, mit der das Leben aktiv ist. Die Wissenschaftler schlagen vor, dass die kalorische Restriktion (CR) eine Rolle im Alterungsprozess spielt und dazu beiträgt, die Stoffwechselrate in Übereinstimmung mit dem Energieverbrauch zu verzögern, wodurch sich die Lebensspanne bei vielen Arten verlängert *(Morgunova et al., 2018)*.

Es wurde festgestellt, dass ein Rückgang des Wachstumshormon-/insulinähnlichen Wachstumsfaktors1-Signalwegs bei verschiedenen

Spezies mit einer längeren Lebensspanne in Verbindung steht. Der Mechanismus, durch den sich die Lebensspanne erhöht, ist nicht klar, aber eine frühere Studie, die an verschiedenen Mäusestämmen durchgeführt wurde, kam zu dem Schluss, dass eine gestörte GH/IGF1-Signalübertragung die Insulinsensitivität und Stressresistenz positiv beeinflussen kann, was zu einem Schutz gegen die Karzinogenese führt *(Chung & Kennedy, 2020)*.

In dieser Theorie werden der Alterungsprozess und die Sterblichkeit jedoch von zwei Faktoren gesteuert: internen Faktoren und externen Faktoren (Krankheiten und Unfälle), wie in Abbildung 1 dargestellt. Obwohl die Gene ihren Träger stärker und widerstandsfähiger machen können, können sie die Auswirkungen externer Faktoren (die den Tod verursachen) niemals ausschließen. Sowohl interne als auch externe Faktoren tragen zur Alterung bei *(Sgarbieri & Pacheco, 2017)*.

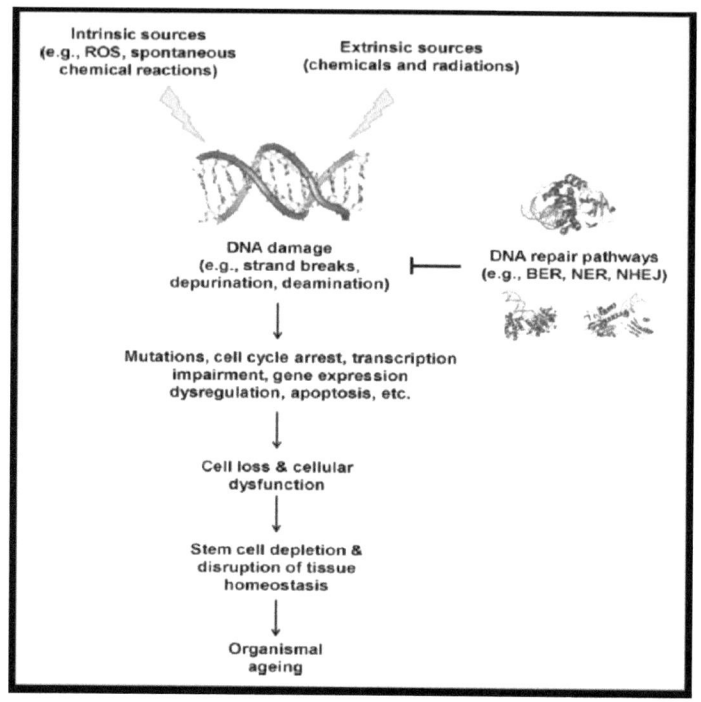

Abbildung (1) Faktoren des Alterungsprozesses

Sgarbieri, V. C., & Pacheco, M. T. (2017): Gesundes Altern beim Menschen: Intrinsische und umweltbedingte Faktoren. Brazilian Journal of Food Technology, 20(0). doi:10.1590/1981-6723.00717

Schadensverursachende Faktoren; die Schadenstheorie ist die Theorie, die auf dem Konzept beruht, dass Schäden entweder durch normale toxische Nebenprodukte des Stoffwechsels und der Zellfunktionen oder durch ineffiziente Reparaturen verursacht werden. Diese verschiedenen Formen von Schäden kumulieren sich im Laufe des Lebens und führen zu einer Alterung. Ein Funktionsausfall der Körpersysteme kann die Folge eines langsamen Aufbaus und einer verzögerten Reparatur der Schäden sein, die zum Versagen lebenswichtiger Organe wie Herz und Nieren oder sogar zum Versagen des gesamten Körpers führen können. In einer früheren Studie wurde festgestellt, dass die Fehler bei der DNA-Reparatur den Informationsfluss in den Zellen beeinflussen *(Yousefzadeh, et al, 2021)*.

Der Fehler im Transkriptionsprozess der DNA führt zu einem Fehler in der Proteinsynthese und erzeugt beschädigte Proteine. Dies wiederum führt zu weiteren Fehlern im Transkriptionsprozess. Die häufigen falschen Ereignisse töten die Zelle und verursachen den Alterungsprozess. Im Laufe der Zeit häufen sich die beschädigten Teile an, was dazu führt, dass sie ihre Fähigkeit verlieren, verschiedene Funktionen auszuführen, wie z.B. den Verlust der katalytischen Aktivität im Alter. Diese Ereignisse führen zu verschiedenen funktionellen Anomalien und zellulären Dysfunktionen, die definitiv weitere Schäden verursachen. In neueren Studien wurde bestätigt, dass diese Ereignisse mit größerer Wahrscheinlichkeit an altersbedingten Krankheiten beteiligt sind *(Chen, et al, 2018)*.

Beschädigte Faktoren wie stressige Bedingungen und ungesunde Lebensweise. Stressige Bedingungen können zur Ausschüttung verschiedener Stresshormone führen. Diese Hormone werden unter Stress freigesetzt und führen zu verschiedenen Effekten und Problemen, wie z.B. einem Anstieg der Herzfrequenz und des Blutdrucks, sowie zur Entwicklung von Diabetes mellitus. Wenn die Stressbedingungen lange andauern, wird das Hormon Cortisol ausgeschüttet, um diese Auswirkungen abzumildern, aber es verursacht viele andere Gesundheitsprobleme, insbesondere wenn es chronisch erhöht ist. Es kann das Langzeitgedächtnis beeinträchtigen, indem es den Hippocampus im Gehirn angreift. Stressige Bedingungen spielen eine Rolle bei der Beschleunigung des Alterungsprozesses. Sie führen zu einer Anhäufung von Bauchfett, das Entzündungen und Insulinresistenz verursacht *(Sakaniwa et al., 2022)*.

Viele Faktoren, die mit dem Lebensstil zusammenhängen, wie Bewegung, Rauchen, Alkohol und Kalorienrestriktion, können die Lebensdauer beeinflussen, indem sie einige altersbedingte Krankheiten verzögern oder sogar verhindern. Ausreichend Schlaf ist einer der Lebensstilfaktoren, die den Alterungsprozess und die Sterblichkeit beeinflussen können. Es wurde festgestellt, dass eine Schlafdauer von weniger als fünf Stunden pro Tag zu vielen altersbedingten Problemen führen und das Sterberisiko aufgrund von Herz-Kreislauf-Erkrankungen erhöhen kann *(Mehrsafar et al., 2020)*.

Das Altern führt zu vielen physiologischen Phänomenen auf der Ebene der Zellen und Gewebe. Diese physiologischen Phänomene äußern sich im Allgemeinen in einer Abnahme der Zellzahl, einer Verschlechterung der Gewebeproteine, einer Atrophie von Zellen und Geweben, einer Abnahme der Stoffwechselaktivität und -rate, einer Abnahme der Körperflüssigkeiten sowie einer Verschlechterung des Stoffwechsels einiger Ionen. Alle Veränderungen, die aufgrund von Alterungsprozessen auftreten, wirken sich definitiv auf die Funktionen aller Körpersysteme aus, auch wenn die Auswirkungen in unterschiedlichem Tempo auftreten können *(Amarya, Singh & Sabharwal, 2018)*.

Bei der Atrophie schrumpfen die Zellen im Alter. Wenn genügend Zellen abnehmen, verkümmert das gesamte Organ. Diese Veränderung tritt nach dem normalen Alter in jedem Gewebe und Organ wie Brust und Eierstöcken auf. Die Ursache für die Atrophie ist unbekannt, aber wahrscheinlich ist sie auf eine verminderte Nutzung, eine geringere Arbeitsbelastung, eine verringerte Blut- oder Nährstoffversorgung der Zelle und eine verminderte Stimulation durch Nerven und Hormone zurückzuführen. Hypertrophie bedeutet, dass sich die Zellen vergrößern. Sie wird durch eine Zunahme der Proteine in der Zellmembran und den Strukturen verursacht, nicht aber durch eine Zunahme der Flüssigkeitsmenge. Im Alter, wenn einige Zellen verkümmern, können andere hypertrophieren, um den Rückgang der Zellmasse auszugleichen *(Marzuca-Nassr, et al, 2020)*.

Hyperplasie bedeutet, dass die Zahl der Zellen zunimmt, was auf eine Erhöhung der Zellteilungsrate zurückzuführen ist. Hyperplasie tritt auf, um den Rückgang der Zellen zu kompensieren. Sie ermöglicht die Vergrößerung einiger Gewebe und Organe wie Haut, Leber und Knochenmark. Zum Beispiel kann die Leber innerhalb von zwei Wochen nach einer Verletzung bis zu 70% ihrer Struktur ersetzen. Dysplasie bedeutet, dass die Größe, Form und Organisation der Zellen abnormal wird. Dies kann auch als atypische Hyperplasie bezeichnet werden. Dysplasie kommt häufig bei den Zellen des Gebärmutterhalses und der Auskleidung der Atemwege vor. Neoplasie ist die Bildung eines Tumors, der entweder bösartig oder gutartig ist. Neoplasische Zellen teilen und vermehren sich schnell und können ungewöhnliche Formen und damit abnorme Funktionen haben *(Kyoda et al., 2019)*.

Auswirkungen des Alterns auf das Skelettsystem

Die Veränderungen des Knochens sind eine der wichtigsten Auswirkungen des Alters auf den Körper. Sowohl die Qualität als auch die Quantität der Knochenmatrix werden durch das Alter beeinflusst. So wird die Knochenmatrix weniger fest und weniger flexibel als die Knochenmatrix eines jungen Erwachsenen. Außerdem erfolgt der Abbau der Matrix durch Osteoklasten schneller als die Matrixbildung durch Osteoblasten. Die bedeutendste Veränderung des Knochens ist der Verlust von Kalzium, der auf die Störung der Regulierung des Ca^{2+}-Spiegels durch Hormone zurückzuführen ist. Spongiosa wird vermisst, weil die Trabekel schwach und dünn werden. Kompakter Knochen beginnt im Alter von etwa 40 Jahren zu schwinden *(Salman, 2020)*.

Mit zunehmendem Alter nimmt die Verlustrate zu. Ein weiterer Faktor, der zum Knochenschwund beitragen kann, ist die langsame Proteinsynthese, die sich auf die Kollagenfasern auswirkt, die dem Knochen seine Stärke und Flexibilität verleihen. Im Allgemeinen sind die Knochen von Männern stärker als die von Frauen, was auf die Wirkung des Hormons Testosteron zurückzuführen ist, das die Knochen dichter macht. Außerdem ist der Knochenschwund bei Frauen stärker ausgeprägt als bei Männern. Bei Frauen beginnt der Verlust von Kalzium aus den Knochen um das 30. Lebensjahr und nimmt mit zunehmendem Alter zu, bis zu 30 % des Kalziumverlustes aus den Knochen *(Barrett & Gumber, 2018).*

Bei Männern hingegen beginnt der Kalziumverlust, wenn sie das Alter von 60 Jahren erreichen. Der Knochenschwund erhöht das Risiko von Knochenbrüchen bei alten Menschen. Diese Veränderungen verursachen Schmerzen, Steifheit und Verformungen. Die Körpergröße kann abnehmen und die Wirbelsäule wird stärker gekrümmt. Knochenschwund macht alte Menschen anfällig für Zahnverlust. Man geht davon aus, dass all diese Veränderungen durch die Veränderungen im Hormonhaushalt und das Ausmaß der Aktivitäten verursacht werden *(Distefano & Goodpaster, 2017).*

Mit zunehmendem Alter wird der Knorpel dünner und nutzt sich ab. Dies beeinträchtigt die Bewegungen und macht sie schmerzhaft und weniger flexibel. Der Rippenknorpel verkalkt, was zu einer eingeschränkten Atmung führt. Bei den Faserknorpeln, die die Wirbel abfedern, kommt es nach dem 40. Lebensjahr zu einem Verlust von Wasser und Zellen, was zu einem Rückgang der Dämpfung führt *(Azzolino et al., 2021).*

Die angegriffenen Knorpel verursachen viele Veränderungen in den Gelenken und Synovialgelenken in einer Weise, die alten Menschen Schwierigkeiten und Probleme bereiten kann. Neben dem Rückgang der Synovialflüssigkeit, der elastischen und kollagenen Fasern, die für die Elastizität und Flexibilität des Gewebes verantwortlich sind. Die Beweglichkeit nimmt aufgrund der Verkürzung und verminderten Flexibilität der Bänder und Sehnen ab.

Darüber hinaus führen die verringerten Aktivitäten alter Menschen zu einer weiteren Verringerung der flexiblen Gelenke und einer Einschränkung der Bewegungen *(Levitin, 2020)*.

Die Masse der Skelettmuskeln nimmt mit dem Alter ab. Es wurde berichtet, dass die Muskelmasse im Laufe des Lebens bei Frauen um 0,37% pro Jahr und bei Männern um 47% pro Jahr abnimmt. Dieser prozentuale Muskelverlust nimmt bei beiden Geschlechtern zu, wenn die Menschen 75 Jahre alt werden. Es wurde auch festgestellt, dass die Atrophie der Skelettmuskulatur beschleunigt wird, wenn die körperlichen Aktivitäten ausbleiben, und dass der Muskelschwund mit einer Abnahme der Kraft einhergeht, was das Risiko für spätere körperliche Beeinträchtigungen und Erkrankungen erhöhen kann *(Xu & Van Remmen, 2021)*.

Auf myozellulärer Ebene zeigten die Studien eine signifikante Verringerung der Größe der Muskelfasern. Diese Verringerung hängt vom Typ der Muskelfasern ab: Typ II wird im Vergleich zu jungen Menschen um etwa 10 - 40 % kleiner, während Typ I vom Alter nicht betroffen ist. Auch die Gesamtzahl der Muskelfasern nimmt ab. Diese Beobachtung deutet darauf hin, dass der Muskelschwund im Alter auf den Verlust von Muskelfasern zurückzuführen sein könnte. Der Hauptgrund für den Verlust von Skelettmuskeln wird auf ein Ungleichgewicht zwischen Proteinsynthese und Proteinabbau im Muskel zurückgeführt *(Barrett & Gumber, 2018)*.

Die kontraktile Funktion und die Kopplung von Erregung und Kontraktion verändern sich. Diese Veränderungen äußern sich in einer

Verringerung der Kraft pro Flächeneinheit auf der Ebene des Skelettmuskels. Die Veränderung der Fähigkeit zur Krafterzeugung wird auf die Veränderung des Erregungs-Kontraktions-Kopplungsprozesses (E-CC) des Muskels zurückgeführt. E-CC ist an den physiologischen Ereignissen beteiligt, die das neurale Signal in eine Muskelkontraktion und dann in eine Kraftauslösung umwandeln. Die Veränderung der elastischen Fasern ist ein weiterer Faktor, der zur Veränderung der E-CC-Eigenschaften beiträgt *(Carlson, 2022)*.

In der Tat führt die Degeneration der anatomischen und physiologischen Prozesse, die diese Systeme steuern, zu einer Beeinträchtigung der Muskelleistung. Diese Systeme werden alle durch den Lebensstil, biologische und psychologische Faktoren beeinflusst. Die körperlichen Aktivitäten und die Ernährungsgewohnheiten sind wesentliche Faktoren des Lebensstils. Zu den biologischen Faktoren gehören: genetische Faktoren, Hormone, Entzündungsprozesse und psychologische Faktoren wie Stress, Angst, Einsamkeit und Selbstwirksamkeit, die sich direkt oder indirekt auf die Funktionen der Skelettmuskulatur auswirken *(Salman, 2020)*.

Osteoarthritis (OA) ist eine der Hauptursachen für starke Gelenkschmerzen, körperliche Behinderungen und Beeinträchtigungen der Lebensqualität in der alternden Bevölkerung in den Industrie- und Entwicklungsländern. Knochen, Knorpel und Muskeln stehen in enger Beziehung zueinander und ihre Funktionalität wird mit zunehmendem Alter ebenfalls beeinträchtigt. Über das gleichzeitige Auftreten von Osteoarthritis und Sarkopenie bei älteren Erwachsenen, insbesondere im Zusammenhang mit Frakturen, ihre multifaktorielle Ursache und ihre schädlichen Auswirkungen auf die Lebensqualität wurde bereits ausführlich berichtet *(Jeanmaire et al., 2018)*.

Ein erhöhter Abbau der extrazellulären Matrix (ECM) des Gelenkknorpels ist ein Schlüsselfaktor für die Entstehung und das Fortschreiten der OA. Die molekularen Mechanismen, die zu einem gestörten Matrixumsatz führen, sind noch nicht vollständig geklärt, aber zelluläre Seneszenz, erhöhte Expression von Entzündungsmediatoren sowie oxidativer Stress in Verbindung mit einem von Natur aus begrenzten Regenerationspotenzial des Gewebes tragen alle wesentlich zur Entwicklung von OA bei. Alle diese Faktoren sind mit dem Altern verbunden und werden durch dieses tendenziell verstärkt *(Rahmati et al., 2017)*.

Zu den altersbedingten Faktoren, die zur Entwicklung von Arthrose beitragen, gehören eine verringerte Muskelmasse und eine erhöhte Fettmasse, die die Gelenkbelastung verändern und mit einer erhöhten Produktion von Adipokinen und Zytokinen einhergehen, was zu einer geringgradigen systemischen Entzündung führt. Veränderungen der extrazellulären Matrix, einschließlich der Anhäufung von fortgeschrittenen Glykierungsendprodukten, einer verringerten Aggrecan-Größe, einer verringerten Hydratation und einer erhöhten Kollagenspaltung, verändern die mechanischen Eigenschaften des Knorpels und machen ihn anfälliger für Degeneration *(Jiang et al., 2021)*.

Darüber hinaus fördern Störungen der extrazellulären Matrix und eine verringerte Zelldichte im Meniskus und in den Bändern die Degeneration und können potenziell die Gelenkmechanik verändern. Die Funktion des subchondralen Knochens wird durch eine verringerte Anzahl von Osteozyten und eine veränderte Mineralzusammensetzung beeinträchtigt, und die mitochondriale Dysfunktion, der oxidative Stress und die verringerte Autophagie in den Chondrozyten verändern deren Funktion, indem sie katabole Prozesse und den Zelltod gegenüber anabolen Prozessen fördern *(Greco et al., 2019)*.

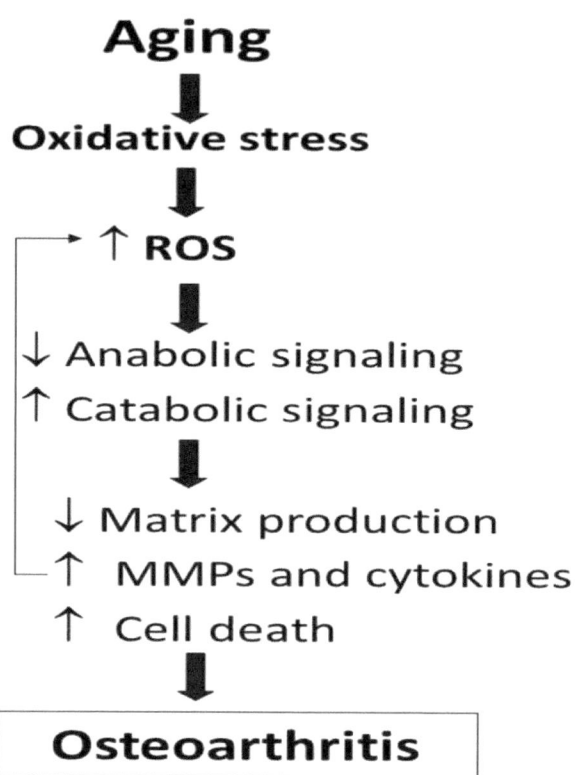

Abbildung (2) Altersbedingte Faktoren, die zur Osteoarthritis beitragen

To, B., Ratneswaran, A., Kerr, G., & Beier, F. (2019): Untersuchung der Rolle des nuklearen Rezeptors proliferator-activated receptor delta (PPARδ) in Alterungs- und Stoffwechselmodellen der Osteoarthritis. *Osteoarthritis and Cartilage, 27*, S95. doi:10.1016/j.joca.2019.02.137.

Unterschiede zwischen normaler Gelenkalterung und Osteoarthritis Bei normaler Gelenkalterung bleibt der Gelenkknorpel intakt, verliert jedoch an Dicke und weist einen geringeren Gehalt an Glykosaminoglykanen (GAG) auf. Bei Osteoarthritis (OA) tritt die Fibrillierung der Knorpeloberfläche in fokalen Bereichen auf und kann mit einem vollständigen Verlust der Färbung für GAGs einhergehen. Die nicht-enzymatische Vernetzung von Kollagen durch fortgeschrittene Glykierungsendprodukte (AGEs) nimmt im Knorpel mit dem Alter zu. Ein Mausmodell für verletzungsbedingte OA hat gezeigt, dass die Kollagenvernetzung über einen bestimmten Mechanismus erfolgt, an dem Lysyloxidase beteiligt ist *(Cornelissen et al., 2020)*.

Die Dichte der Chondrozyten im Knorpel nimmt mit dem Alter ab, aber während der Entwicklung von OA entstehen Chondrozyten-'Cluster' in der Nähe von Gewebeschäden und können auf Reparaturversuche oder veränderte zelluläre Signale hinweisen. Chondrozyten im Alter weisen eine geringere Genexpression und -synthese der extrazellulären Matrix auf, während Chondrozyten während der OA hochaktiv werden und sowohl anabole Prozesse, wie z.B. die Matrixsynthese, als auch katabole Wege, wie z.B. die durch Entzündungszytokine induzierten, verstärken *(Biver et al., 2019)*.

Synoviale Entzündungen und Hypertrophie treten bei OA auf, wurden aber bei normaler Gelenkalterung nicht beschrieben, Knochenmasse und -dichte nehmen mit dem Altern ab, während bei Patienten mit OA eine Verdickung des subchondralen Knochens zu beobachten ist. Neun zelluläre und molekulare Kennzeichen des Alterns wurden vorgeschlagen, um die zugrundeliegenden Ursachen der altersbedingten Dysfunktion zu beleuchten *(Rezuş et al., 2019)*.

Kapitel II: Osteoarthritis im Knie

Anatomie des Knies, ist es für die Krankenschwester sehr wichtig, sich mit der Anatomie des Knies zu befassen, um zu verstehen, welche Probleme es in der Struktur gibt und wie diese Probleme behandelt werden können, um die Probleme zu lösen und das Auftreten von Komplikationen zu verhindern *(Burns, 2018)*.

Das Knie ist das größte Gelenk des Körpers. Es ist ein zusammengesetztes Synovialgelenk, das aus dem Tibiofemoralgelenk und dem Patellofemoralgelenk besteht. Es dient in erster Linie als Scharniergelenk, das Beugung und Streckung sowie verschiedene andere Bewegungen ermöglicht. Es verbindet den Unterschenkel und den Oberschenkel auf beiden Seiten und ist ein wesentlicher Bestandteil effizienter zweibeiniger Bewegungen wie Gehen, Laufen und Springen. Die anatomische Funktion und Stabilität des Knies hängen von Muskeln, Knochen, Bändern, Knorpel, Synovialgewebe, Synovialflüssigkeit und anderen Bindegeweben ab *(Ahn et al., 2019)*.

Die 4 wichtigsten stabilisierenden Bänder des Knies sind das vordere Kreuzband (ACL), das hintere Kreuzband (PCL), das mediale Kollateralband (MCL) und das laterale Kollateralband (LCL). Das ACL setzt am lateralen Kondylus des Oberschenkelknochens und am interkondyloiden Ansatz des Schienbeins an und hat die Aufgabe, eine anteriore Translation des Schienbeins auf dem Oberschenkelknochen zu verhindern. Die PCL setzt am medialen Kondylus des Oberschenkels und am hinteren interkondylären Bereich des Schienbeins an und hat die Aufgabe, eine Vorwärtsverschiebung des Oberschenkels auf der Tibia zu verhindern *(Lynch et al., 2021)*.

Das MCL setzt am medialen Epikondylus des Oberschenkels und am medialen Kondylus des Schienbeins an und hat die Aufgabe, Valgusbelastungen des Knies zu verhindern. Die LCL setzt am lateralen Epikondylus des Oberschenkels und am Kopf des Wadenbeins an und hat die Aufgabe, Varusbelastungen des Knies zu verhindern. Die medialen und lateralen Menisken sind 2 separate Faserknorpelstrukturen, die sich zwischen den Gelenkflächen von Schienbein und Oberschenkelknochen befinden. Sie fungieren als Stoßdämpfer, statische Stabilisatoren und Reibungsverminderer während der Artikulation. Zu den knöchernen Strukturen des Knies gehören das distale Ende des Oberschenkels, das proximale Ende des Schienbeins und die Kniescheibe *(Pinskerova & Vavrik, 2020)*.

Die Kniescheibe ist der größte Sesambeinknochen des Körpers und dient als Ansatzpunkt für die Quadrizepssehne und das Patellaband. Außerdem schützt sie die vordere Gelenkfläche des Oberschenkelteils des Knies. Das Knie enthält mehrere Schleimbeutel, die dazu dienen, die Reibung zwischen den Strukturen des Knies zu verringern. Schleimbeutel sind kleine Säcke, die aus Synovialmembranen bestehen und Synovialflüssigkeit enthalten. Viele dieser oben genannten Strukturen sind Teil der Gelenkkapsel, die zur weiteren Stabilisierung des Knies dient und Gelenkflüssigkeit enthält. Die Synovialflüssigkeit wird von den Synovialmembranen gebildet und dient dazu, die Reibung zwischen den Gelenkflächen des Knies zu verringern *(Blakeney et al., 2018)*.

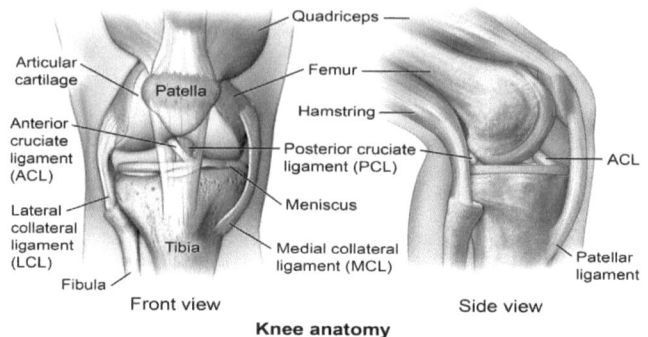

Abbildung (3) Anatomie des Knies

Cheng, C., & Woo, S. L. (2020): Frontiers in Orthopaedic Biomechanics. Springer Nature, pp: 189-193.

Knochen

Da die Femurkondylen rund sind, während das Tibiaplateau relativ flach ist, wird die Übereinstimmung durch die zwischen ihnen liegenden Menisken verstärkt. In der sagittalen Ansicht ist der vordere Abschnitt der Tibia im Allgemeinen höher als ihr hinterer Abschnitt. Die hintere Neigung der Tibia reichte von 3° bis 14° und war bei Frauen steiler als bei Männern. Auch in der koronalen Ansicht ist das Tibiaplateau in medialer bis lateraler Richtung nach oben gerichtet. Die koronale Neigung des Tibiaplateaus reichte von 1° bis und war 6° bei denFrauen weniger steil. Außerdem besteht typischerweise ein Valguswinkel von 7-10° zwischen der Tibia und dem Femur. Der mediale Kondylus des distalen Oberschenkels ragt weiter nach distal als der laterale Kondylus *(Cheng & Woo, 2020).*

Hyaliner Knorpel

Der hyaline Knorpel im Kniegelenk ist eine Schicht aus elastischem Gewebe, die die Kontaktflächen der Knochen bedeckt, entlang derer sich das Gelenk bewegt. Hyaliner Knorpel besteht hauptsächlich aus einer Matrix aus Proteoglykanen und Kollagen, die von interstitiellem Wasser durchzogen ist. Diese Knorpelschicht erfüllt zahlreiche Funktionen, darunter die Bereitstellung einer glatten Oberfläche für die Gelenkbewegung, die Pufferung von Druckbelastungen und der Schutz des darunter liegenden Knochens *(Glenn, 2019)*.

Mit einer Dicke zwischen 1,69 und 2,55 mm ist der hyaline Knorpel im Knie deutlich dicker als in der Hüfte (1,35-5,00 mm) und in den Sprunggelenken (1,00-1,62 mm). Die Mikrostruktur des hyalinen Knorpels weist eine geringe Permeabilität auf, so dass bei Belastung Wasser in der Matrix eingeschlossen wird. Die halbmondförmigen Menisken sind faserknorpelige Strukturen, die zwischen der Kontaktfläche des Tibiofemoralgelenks liegen und den Spalt zwischen Oberschenkelknochen und Schienbein schließen *(Lynch et al., 2021)*.

Bänder

Die vier wichtigsten Bänder in den Tibiofemoralgelenken sind das vordere und das hintere Kreuzband (ACL und PCL) sowie das mediale und das laterale Kollateralband (MCL und LCL). Das ACL und das PCL sind intraartikuläre Bänder, während das MCL und das LCL extraartikulär sind. Die Knochenansätze des ACL befinden sich an der medialen hinteren Seite des lateralen Femurkondylus und an der vorderen Seite des Tibiaplateaus. Beide Ansatzstellen haben einen wesentlich größeren Querschnitt als die Mittelsubstanz des Bandes *(Pinskerova & Vavrik, 2020)*.

Die Beugebewegung des Kniegelenks kann in drei funktionelle Phasen unterteilt werden, die den Schraubenstartbogen, den funktionellen aktiven Bogen und den passiven Beugebogen umfassen. Die erste Phase wird definiert, um die Gelenkaktivität durch Gelenkbeugungen von 0° bis 20° darzustellen, während der die Gelenkbewegungen hauptsächlich durch die Morphologie des Tibiaplateaus und der Femurkondylen bestimmt werden. Die zweite Phase stellt die Gelenkaktivität von 20° bis 120° der Flexion dar, während der es nur eine geringe axiale Rotation der Tibia gibt. Die letzte Phase wird als Gelenkflexion über 120° definiert. In dieser Phase bewegt sich der mediale Femurkondylus aufgrund seines Kontakts mit dem hinteren Teil des medialen Meniskus nach proximal *(Blakeney et al., 2018)*.

Während des normalen Gangs hat das Knie beim Fersenauftritt einen Beugewinkel von 0-10° und beugt sich dann bei 15-20% des Gangzyklus auf 15-20°. Gefolgt von einer Streckung während 20-40% des Gangzyklus, um dann in der Schwungphase auf etwa zu 60° beugen. Das Knie erfährt eine Innen- und Außenrotation von bis zu 5° und eine Varus-Valgus-Rotation von bis zu 4°, kombiniert mit einer medialen und lateralen Translation von bis zu 12 mm, einer proximalen und distalen Translation von bis zu 14 mm und einer anterior-posterioren tibialen Translation von bis zu 7 mm. Wenn das Knie gebeugt wird, hat der mediale Kondylus des Femurs nur eine geringe anterior-posteriore Bewegung, aber der laterale Kondylus rollt auf der Tibia nach hinten, was zu einer gekoppelten tibialen Innenrotation führt *(Cheng & Woo, 2020)*.

Osteoarthritis (OA) gilt als die häufigste Art von Arthritis und als die am weitesten verbreitete Gelenkerkrankung bei Erwachsenen. Sie tritt am häufigsten in den Händen, Hüften und Knien auf. Der Knorpel innerhalb des Gelenks beginnt sich aufzulösen und der darunter liegende Knochen beginnt sich zu verändern. Diese Veränderungen entwickeln sich in der Regel langsam, verschlimmern sich mit der Zeit und verursachen Schmerzen, Steifheit und Schwellungen. Aufgrund der extremen Schmerzen im Gelenk, die durch OA verursacht werden, sind die Patienten in ihrem täglichen Leben stark eingeschränkt *(Conrozier & Lohse, 2022)*.

In Anbetracht der Komplexität der OA werden die Entstehung, das Fortschreiten und der Schweregrad der Erkrankung von einer Vielzahl von Faktoren beeinflusst. Außerdem schreitet die OA nicht bei allen Menschen gleich schnell voran. An der Knorpel-Knochen-Grenze wurde eine umgekehrte Beziehung zwischen subchondralen Knochenveränderungen und der Degeneration des Gelenkknorpels festgestellt. Wenn sich der subchondrale Knochen verdickt, wird ein höheres Stadium der Knorpeldegeneration beobachtet. Die frühesten pathologischen Veränderungen bei OA sind häufig an der Oberfläche des Gelenkknorpels zu sehen, wobei die Fibrillation in fokalen Regionen auftritt, die einer maximalen Belastung ausgesetzt sind *(Kolasinski et al., 2020)*.

Die Proliferation von Chondrozyten, der einzigen Zellart im Knorpel, beschleunigt sich dramatisch als Reaktion auf den Verlust der Matrix. Einige Chondrozyten wandeln sich phänotypisch zu hypertrophen Chondrozyten, die den Zellen in den hypertrophen Zonen der Wachstumsplatte ähneln. Mit dem Fortschreiten der OA kommt es zu einem umfassenden Abbau und Verlust der Matrix durch die kontinuierliche Produktion von Proteasen, die durch proinflammatorische Zytokine angetrieben werden, die die Chondrozyten dazu anregen, auf autokrine und parakrine Weise weitere Zytokine und Proteasen zu produzieren. Wenn die Matrix erheblich geschädigt wird, sind als Folge der Apoptose der Chondrozyten zellfreie Bereiche der Matrix zu sehen *(McCarty et al., 2018)*.

Zu den Knochenveränderungen bei OA gehören subchondrale Sklerose aufgrund erhöhter Kollagenproduktion, mit Osteophytenbildung und Knochenzysten in fortgeschritteneren Stadien. Osteophyten werden als Knochen- und Knorpelauswüchse beschrieben, die im Gelenkbereich auftreten. Die Richtung des Osteophytenwachstums ist abhängig von der Größe und der lokalen Knorpelverengung, außer bei der lateralen Tibia und der medialen Patella. Biomechanische Faktoren unterstützen die Entwicklung von Osteophyten. Die meisten Patienten mit symptomatischer OA weisen eine synoviale Entzündung und Hypertrophie auf. Die Entzündung der Synovialis ist jedoch nicht der auslösende Faktor für die primäre OA, sondern trägt zum Fortschreiten von Schmerzen und Krankheit bei *(Wang et al., 2018)*.

Entzündungsmediatoren wie Zytokine sind die Schlüsselkomponente der meisten entzündlichen Prozesse. Dementsprechend wurde eine Vielzahl von Zytokinen mit der Pathogenese der OA in Verbindung gebracht. Bei OA-Patienten wird die Homöostase der Knorpelmatrix durch proinflammatorische Zytokine und Chemokine gestört. Die Untersuchung der Zytokine und Chemokine, die bei der OA-Progression eine Rolle spielen, ergab eine Hochregulierung von IL-1, IL-6 und IL-8. Diese Zytokine wirken sowohl autokrin als auch parakrin, um die kollektive Produktion von Proteasen, Stickstoffmonoxid (NO) und Eicosanoiden wie Prostaglandinen und Leukotrienen durch Makrophagen und Chondrozyten zu stimulieren *(Chow & Chin, 2020)*.

In der Folge führt die Wirkung dieser Entzündungsmediatoren im Knorpel zur Induktion der katabolen Stoffwechselwege, zur Hemmung der Matrixsynthese und zur Förderung der zellulären Apoptose. Die zelluläre Apoptose, insbesondere in Chondrozyten, wird durch die Hemmung der Autophagie durch die proinflammatorischen Zytokine angetrieben. Die Produktion von IL-1 durch die stimulierten Chondrozyten induziert wiederum die Synthese von MMPs, nämlich MMP-1, MMP-3 und MMP-13 *(Ruszymah et al., 2019)*.

Dies geht einher mit der Verstärkung von proinflammatorischen Zytokinen wie TNF-α, IL-6 und dem Chemokin IL-8, was die Auswirkungen des Abbaus der Knorpelmatrix in der katabolen Kaskade verstärkt und die Zerstörung der Gelenkknorpelzellen weiter vorantreibt. Es wird auch angenommen, dass IL-1 zum Abbau der Knorpelmatrix beiträgt, indem es die Synthese von Schlüsselkomponenten der ECM wie Proteoglykane, Aggrecan und Typ-II-Kollagen hemmt *(Conrozier & Lohse, 2022)*.

Ätiologie und Risikofaktoren der Osteoarthritis

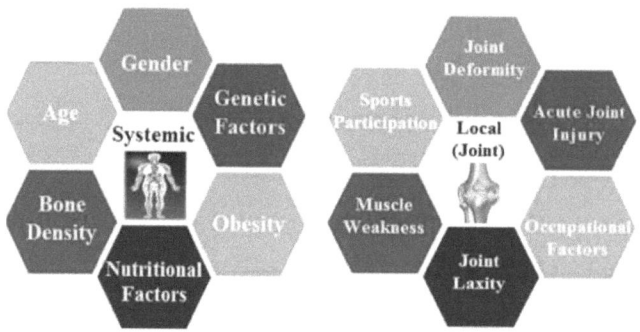

Abbildung (4) Ätiologie und Risikofaktoren der Osteoarthritis

Abdel-Aziz, M. A., Ahmed, H. M., El-Nekeety, A. A., & Abdel-Wahhab, M. A. (2021): Komplikationen der Osteoarthritis und die neuesten therapeutischen Ansätze. *Inflammopharmacology*, 29(6), 1653-1667. doi:10.1007/s10787-021-00888-7

OA hat eine multifaktorielle Ätiologie wie Alterung, Gelenkverletzungen und Traumata, Fettleibigkeit, Genetik, anatomische Faktoren, Demographie und Darm-Gelenk-Achse. Da OA am häufigsten bei älteren Menschen auftritt. Die Alterung führt zu Veränderungen im Gelenkgewebe, wodurch das Gelenk im Laufe der Zeit immer anfälliger für die Entwicklung und das Fortschreiten der OA wird. Die Veränderung der mechanischen Eigenschaften des Knorpels, die durch die Umstrukturierung der extrazellulären Matrix

(ECM), die Anhäufung von fortgeschrittenen Glykierungsendprodukten (AGEs), die verringerte Aggrecan-Größe, die verringerte Hydratation und die erweiterte Kollagenspaltung beeinflusst wird, führt zu seiner erhöhten Anfälligkeit für Degeneration *(Heikal et al., 2019)*.

Gelenkverletzungen und Traumata: Der Gelenkknorpel ist in der Lage, wiederkehrenden Belastungen standzuhalten. Er bleibt jedoch anfällig für Traumata, die den Knorpel und den subchondralen Knochen schädigen können. Solche Schäden können zusammen mit intraartikulären Frakturen das Risiko eines Fortschreitens der OA erhöhen. Die pathologischen Veränderungen treten häufig innerhalb von 10 Jahren nach der Verletzung auf, wobei der Zeitpunkt des Beginns bis zu einem gewissen Grad vom Alter des Patienten zum Zeitpunkt der Verletzung abhängt. Das Vorhandensein erhöhter Entzündungsmediatoren des Wirts, einschließlich Interleukin-6 (IL-6) und Tumornekrosefaktor alpha (TNF-α), und der Abbau von Kollagen und Proteoglykan nach Verletzungen des Gelenks leiten den OA-Prozess ein *(Zheng, et al, 2019)*.

Adipositas hat eine direkte und indirekte Auswirkung auf die OA. Ein erhöhtes Körpergewicht, das bei fettleibigen Patienten durch einen erhöhten Body-Mass-Index (BMI) angezeigt wird, führt zu einer erheblichen Überlastung und Verletzung des gewichtstragenden Gelenks. Darüber hinaus führt ein erhöhter BMI auch zu Stoffwechselanomalien, die sich in der Produktion von Leptin und Adiponektin durch die Fettzellen im Fettgewebe zeigen und mit direkten Auswirkungen auf das Gelenkgewebe in Verbindung gebracht werden, die die Entwicklung von OA fördern. Die von Makrophagen produzierten proinflammatorischen Zytokine, d.h. IL-6 und TNF-α, werden mit der Förderung des proinflammatorischen Zustands bei OA in Verbindung gebracht *(To, et al, 2019)*.

Erbliche Formen der OA aufgrund bestimmter seltener Mutationen in Kollagenen des Typs II, IX oder XI, die häufig im Gelenkknorpel vorkommen, führen zu einer vorzeitigen OA, die bereits im Jugendalter beginnen kann und eine schwere, zerstörerische Form der Arthritis hervorruft, die verschiedene Gelenke beeinflusst. Die Beweise für einen Zusammenhang zwischen genetischen Faktoren und OA an den Gelenken der unteren Extremitäten wie Knie oder Hüfte sind jedoch weniger schlüssig als bei OA an den Händen *(Anan et al., 2019)*.

Die Form des Gelenks kann die Entwicklung von OA beeinflussen. Ein wichtiger anatomischer Faktor, der mit Knie-OA in Verbindung gebracht wird, ist die Ausrichtung der unteren Extremitäten. Weitere Faktoren, die das Risiko für die Entwicklung und das Fortschreiten von OA im Knie erhöhen können, sind eine Beinlängendiskrepanz von ≥1 cm, Varus- und Valgusdeformitäten und Kreuzbandrisse. Personen mit einer Varus-Ausrichtung (O-Bein) oder Valgus-Ausrichtung haben ein erhöhtes Risiko für tibiofemorale OA *(Ruszymah et al., 2019)*.

Frauen haben ein höheres Risiko, an OA zu erkranken. Die Inzidenzrate von OA bei Frauen im Alter von ≥65 Jahren liegt bei 68% im Vergleich zu 58% bei Männern im Alter von ≥65 Jahren. Die starke Assoziation von OA mit dem Alter könnte erklären, warum OA in den postmenopausalen Jahren häufiger auftritt. Frauen nach der Menopause sind anfälliger für Kniearthrose, weil sie einen erhöhten Kalzitoninspiegel haben und mehr Knochen abbauen. Es gibt jedoch einige Hinweise darauf, dass der Verlust von Östrogen ein mitbestimmender Faktor sein könnte *(Wei, et al, 2020)*.

Der Zusammenhang zwischen Darmdysbiose und OA wurde hergestellt, als quantitative und qualitative Veränderungen der Darmmikrobiota (GM) eine anhaltende, niedriggradige und chronische systemische Entzündung zeigten, die sich später in OA manifestierte. In einem ungestörten Zustand erfüllt die GM verschiedene Funktionen wie die Nährstoffaufnahme, die Aufrechterhaltung der metabolischen Homöostase, den Schutz vor Infektionen und die Entwicklung einer systemischen und mukosalen Immunität. Bei einer Dysbiose des Darms führt eine Störung der GM zu einer Störung der Immunantwort und des Wirtsstoffwechsels. Zusammengenommen verschlimmerten diese Störungen die Pathophysiologie der OA *(Biver et al., 2019)*.

Anzeichen und Symptome von Osteoarthritis

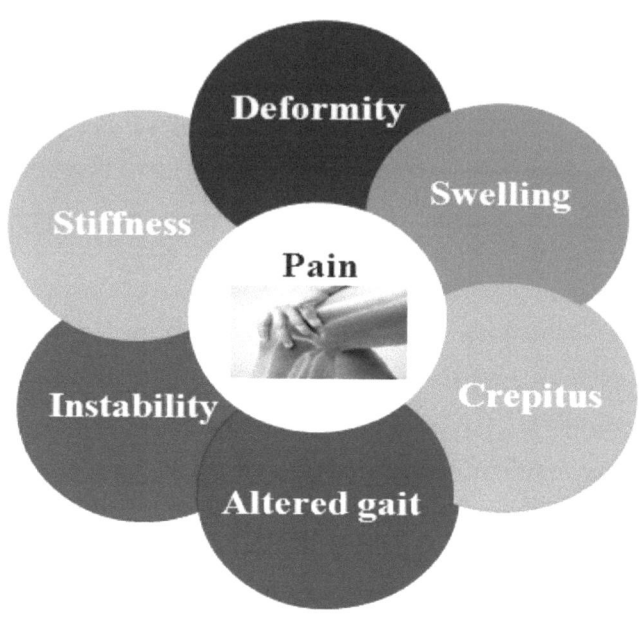

Abbildung (5) Anzeichen und Symptome von Osteoarthritis

Abdel-Aziz, M. A., Ahmed, H. M., El-Nekeety, A. A., & Abdel-Wahhab, M. A. (2021): Komplikationen der Osteoarthritis und die neuesten therapeutischen Ansätze. *Inflammopharmacology*, 29(6), 1653-1667. doi:10.1007/s10787-021-00888-7

Die Hauptsymptome der OA sind Schmerzen, Gelenksteifigkeit, Gelenkbeeinträchtigung, Knirschen, veränderte Ganginstabilität und eingeschränkter Bewegungsumfang. Bei der klinischen Präsentation ist der früheste und häufigste Indikator für das Fortschreiten der OA der chronische Schmerz im Kniegelenk. Obwohl die Ursache der Schmerzen noch nicht vollständig geklärt ist, gibt es Hypothesen über die Nozizeptorfasern und die Mechanorezeptoren im subchondralen Knochen und in der Synovialhöhle. Es wurde vermutet, dass erhöhte

Konzentrationen von exzitatorischen Aminosäuren (EAA), insbesondere Glutamat, die von sensorischen Neuronen im Rückenmark freigesetzt werden, zu Hyperalgesie und Schmerzen in der betroffenen Region führen *(Fu, Robbins & McDougall, 2017)*.

Es wird auch angenommen, dass der Ursprung der Schmerzen in der Reibung der Knochen liegt, wenn der Knorpel nicht mehr in der Lage ist, den normalen Abstand zwischen zwei Knochen aufrechtzuerhalten. Dies wird als Gelenkspaltverengung bezeichnet und durch den Verlust des röntgenstrahlendurchlässigen Knorpels mit dem Auftreten einer Weißfärbung des subchondralen Knochens im Röntgenbild angezeigt. Neben der Verengung des Gelenkspalts gehören zu den präzisen mechanischen Ursachen von Schmerzen bei OA das Wachstum von Osteophyten mit Dehnung des Periosts, erhöhter intraossärer Druck, subchondrale Mikrofrakturen, Bandschäden, Kapselspannungen, Meniskusverletzungen und Synovitis *(Wood et al., 2022)*.

Schmerzstadien bei Osteoarthritis (OA), frühes Stadium: scharfe, vorhersehbare Schmerzen, die in der Regel durch eine mechanische Verletzung hervorgerufen werden, die manchmal die Aktivitäten mit hoher Belastung einschränken, wobei die Auswirkungen auf die Funktion unbedeutend sein können. Mittleres Stadium (leicht bis mittelschwer); häufigere Schmerzen mit unvorhersehbaren Steifheitsepisoden. Die Schmerzen beginnen, die Aktivitäten des täglichen Lebens zu behindern. Fortgeschrittenes Stadium; ständige pochende Schmerzen, unterbrochen von kurzen

Episoden meist unvorhersehbarer, intensiver, quälender Schmerzen, die die Funktionen stark beeinträchtigen *(Vincent, 2020).*

Gelenksteifigkeit ist ein typisches Symptom bei OA. Die Gelenksteifigkeit kann sich als Schwierigkeit oder Unbehagen bei der Bewegung aufgrund der wahrgenommenen Unbeweglichkeit des Gelenks äußern. Ein Mangel an oberflächenaktivem Phospholipid (SAPL), dem Tensid der Synovialis, spielt eine wichtige Rolle bei der Gelenksteifigkeit. Die Steifheit ist in der Regel in der ersten Tageshälfte am deutlichsten zu beobachten, kann aber auch später am Tag auftreten, insbesondere nach Phasen der Inaktivität. Bei Patienten mit OA bessern sich sowohl die morgendliche Steifigkeit als auch die Steifigkeit im Ruhezustand rasch und verschwinden, aber die Gelenkschmerzen verschlimmern sich allmählich bei häufigem Gebrauch *(Gustafson et al., 2019).*

OA führt zu einer Vergrößerung und Schwellung des Knochens, die manchmal sowohl in kleineren Gelenken wie den Interphalangealgelenken als auch in größeren Gelenken wie dem Knie sichtbar sein kann. Die Schwellung des Knochens ist auf zahlreiche pathologische Veränderungen zurückzuführen, die bei OA auftreten. Zu den Veränderungen gehören Weichteilödeme, die Blockierung der Blutzirkulation, geschädigte Chondrozyten, eine erhöhte Knochendichte und die Bildung von zystischen Veränderungen *(Chen, et al, 2017).*

Zusammen lösen diese pathologischen Veränderungen einen Knochenumbau aus, der zu einer Vielzahl von Ergebnissen wie marginaler Osteophytose, Gelenksubluxation, Kapselverdickung, Synovialhyperplasie und Synovialerguss führt. In Kombination tragen diese Veränderungen der Knochenstruktur dazu bei, dass die aktive und passive Bewegungsfreiheit der Patienten eingeschränkt ist. In schweren Fällen kann der Bewegungsmangel zu einer fixierten Flexionsdeformität an großen Gelenken wie den Knien, Hüften oder Ellenbogen führen *(Vinatier et al., 2018)*.

Diagnose von Osteoarthritis

Bildgebende Verfahren können verwendet werden, um das Vorhandensein und den Schweregrad von OA zu beurteilen. Die konventionelle Röntgenaufnahme ist das am häufigsten verwendete bildgebende Verfahren bei OA und ermöglicht die Erkennung charakteristischer Merkmale der OA, einschließlich marginaler Osteophyten, Gelenkraumverengungen, subchondraler Sklerose und Zysten. Röntgenbilder können auch zur Messung der Verengung des Gelenkspalts verwendet werden, die manchmal als Ersatzmaß für den Knorpelverlust dient. Allerdings sind röntgenologische Veränderungen bei OA unempfindlich, insbesondere bei einer frühen Erkrankung *(Sakellariou et al., 2017)*.

Eine Magnetresonanztomographie (MRT) ist bei den meisten Patienten mit Symptomen, die auf OA hindeuten, und/oder typischen radiologischen Merkmalen nicht erforderlich. Die MRT kann jedoch OA in früheren Krankheitsstadien erkennen, bevor röntgenologische Veränderungen sichtbar werden. Zu diesen Veränderungen gehören Knorpeldefekte und Läsionen des Knochenmarks. Die MRT kann auch verwendet werden, um die Pathologie in anderen Strukturen des Gelenks zu beurteilen, die im Röntgenbild nicht sichtbar sind, wie z. B. Ergüsse, Synovium und Bänder *(Munjal et al., 2019)*.

Die Ultraschalluntersuchung ist ein weiteres bildgebendes Verfahren, mit dem OA-assoziierte strukturelle Veränderungen erkannt werden können und das für den Nachweis von Synovialitis, Erguss und Osteophytose nützlich ist. Zu den Einschränkungen des Ultraschalls gehört, dass er operationsabhängig ist und nicht zur Beurteilung tieferer Gelenkstrukturen und des subchondralen Knochens verwendet werden kann. Die Synovialflüssigkeit aus OA-Gelenken ist in der Regel nicht entzündlich oder leicht entzündlich mit weniger als 2000 weißen Blutkörperchen/mm, vorwiegend mononukleären Zellen. Ein entzündlicher Erguss bei OA kann in Gegenwart von Kalziumpyrophosphatkristallen auftreten. Kalziumpyrophosphatkristalle können bei 30 bis 60 Prozent der unselektierten OA-Patienten vorhanden sein *(Almhdie et al., 2021)*.

Mögliche Komplikationen der Arthrose sind ein schneller, vollständiger Abbau des Knorpels, der zu losem Gewebematerial im Gelenk führt, was als Chondrolyse bezeichnet wird, das Absterben der Knochen, was als Osteonekrose bezeichnet wird, Stressfrakturen durch Haarrisse im Knochen, die sich allmählich als Reaktion auf wiederholte Verletzungen oder Belastungen entwickeln, Blutungen im Inneren des Gelenks, Infektionen im Gelenk, Verschlechterung oder Riss der Sehnen und Bänder um das Gelenk herum, was zu Stabilitätsverlust und eingeklemmten Nerven bei Arthrose der Wirbelsäule führt *(Cheng & Woo, 2020)*.

Vorbeugung von Osteoarthritis

Die Primärprävention von OA wäre am effektivsten in einer Hochrisikopopulation ohne strukturelle und klinische OA, die über einen längeren Zeitraum auf veränderbare Risikofaktoren abzielt. Um die Entwicklung von OA zu verhindern, müssen entweder die Risikofaktoren selbst wie Gelenkverletzungen oder berufsbedingtes schweres Heben verhindert oder die Risikofaktoren wie geringe Muskelkraft, erhöhtes Körpergewicht oder Fehlstellungen umgekehrt werden *(Runhaar & Zhang, 2018)*.

Die Sekundärprävention konzentriert sich auf Maßnahmen zur frühzeitigen Erkennung von OA, zur Verhinderung des Auftretens von Symptomen, sobald sich die ersten strukturellen Läsionen entwickelt haben, und zum Aufhalten oder Verlangsamen des Fortschreitens der strukturellen Läsionen. Im Vergleich zu den Risikofaktoren für das Auftreten von Knie-OA sind die Risikofaktoren für das Fortschreiten der OA und das Ausmaß der Assoziation nicht gut untersucht. Abgesehen von strukturellen Läsionen, wie z.B. Gelenkfehlstellungen *(Conrozier & Lohse, 2022)*.

Behandlung von Osteoarthritis

In den Leitlinien wird ein Schema für eine geeignete Behandlung der OA empfohlen: zunächst eine nicht-pharmakologische Therapie, in der Mitte Medikamente und als letzter Schritt eine Operation, wenn andere Behandlungsmethoden nicht helfen. Die nicht-pharmakologische Therapie, einschließlich einer angemessenen Aufklärung des Patienten und seiner Betreuer, gilt als eine der ersten nicht-pharmakologischen Behandlungsmodalitäten, um die beste Therapie für jeden Einzelnen zu finden, und zwar durch Anpassung des Lebensstils und Hausmittel in der Hoffnung auf Schmerzlinderung. Die Patienten sollten ermutigt werden, an Selbstmanagement-Programmen teilzunehmen, die mit langfristigen Krankheiten wie OA verbunden sind *(Sharma, et al, 2017)*.

Ruhige, aber nicht zu schwere Übungen sind empfehlenswert, um eine sukzessive Erschöpfung des Gelenks zu vermeiden und auch die psychologische Stimmung und das Wohlbefinden des Patienten zu unterstützen. Die Bedeutung der Gewichtskontrolle wird hier zusammen mit der interessanten Wasserkur, falls verfügbar, betrachtet, die auch auf sanfte Weise angewendet werden kann, um den Belastungsprozess zu unterstützen. Leider können Personen mit schwerer OA der unteren Extremitäten Schwierigkeiten haben, die ihre Fähigkeit einschränken, selbst die grundlegenden Aktivitäten des täglichen Lebens wie Gehen, Baden, Anziehen, Toilettengang und andere Hausarbeiten auszuführen *(Vitaloni et al., 2019)*.

Physikalische Therapie durch Spezialisten und Ergotherapie spielen daher eine zentrale Rolle bei der Behandlung dieser Patienten. Physikalische Therapie, beginnend mit ruhigen Bewegungsübungen und etwas Aerobic, hilft bei der Stärkung der Muskeln, der Gelenkstabilität und der Mobilität. Die Anwendung von Wärme oder Low-Level-Laserbestrahlung wird empfohlen. Auch ergotherapeutische Methoden können sehr nützlich sein, um den Patienten anzuleiten, möglichst viel Energie zu sparen und die Gelenke zu schonen, indem er Hilfsmittel wie Krücken oder Gehhilfen benutzt und so die Gelenkfunktion verbessert, indem er die Überlastung der Gelenke reduziert. Auch Akupunktur kann als nicht-pharmakologischer Weg zur Verbesserung des Gehverhaltens von Patienten mit Knie-OA in Betracht gezogen werden *(Ferri, 2020)*.

Zu den pharmakologischen Therapien gehören Analgetika/Entzündungshemmer, die in der OA-Behandlung zur Schmerzlinderung eingesetzt werden, da Paracetamol (oder Paracetamol) in der Regel als Erstlinientherapeutikum verschrieben wird *(Conaghan et al., (Conaghan et al., 2019)*. Nichtsteroidale Entzündungshemmer wie Diclofenac, Ibuprofen, Naproxen und Celecoxib haben einen erheblichen Einfluss auf die Entzündung und die Schmerzlinderung bei OA. Intraartikuläre injizierbare Wirkstoffe werden verwendet, um ein gezieltes und lokal hochverfügbares Mittel für die Gelenkbehandlung bei OA zu erhalten, wie Kortikosteroide, die bei der Verringerung von OA-Schmerzen wirksam sind, obwohl ihre Wirkung nur von kurzer Dauer ist und nach 6 Monaten keine Vorteile mehr zu erkennen sind *(Magni et al., 2021)*.

Andere Viskosupplemente, die gesunde Synovialflüssigkeiten nachahmen, werden häufig als lokale Behandlung zur Schmerzlinderung anstelle der Langzeitanwendung von Kortikosteroiden empfohlen, insbesondere bei Patienten, die unter Diabetes und Bluthochdruck leiden. Hyaluronsäure-Injektionen haben sich beispielsweise als wirksame Behandlung erwiesen, die über mehrere Monate anhielt und die Schmierung und Linderung der OA-Symptome unterstützt *(Bowman et al., 2018)*.

Die intraartikuläre Injektion von Stammzellen (aus menschlichem Knochenmark) und plättchenreichem Plasma ist eine neuere Therapie, die bei der sicheren Behandlung von Gelenk-OA durch die Fähigkeit zur Gewebereparatur von Chondrozyten, Osteoblasten und vielen anderen Gelenkkomponenten sowie durch die Hemmung entzündlicher und immunologischer Mechanismen viel Aufmerksamkeit erhalten hat *(Bastos et al., 2018)*.

Symptomatische, langsam wirkende Medikamente für Osteoarthritis (SYSADOA) wie Hyaluronsäure, Diacerein (DIA), Glucosamin, Chondroitinsulfat und Piascledine® (unverseifbare Avocado/Sojabohnen) werden häufig für die nicht akute OA-Behandlung mit langsamer Wirkung verwendet, die eine erträgliche Sicherheit und Wirksamkeit aufweist, um Schmerzen zu lindern und die Gelenkfunktionen irgendwie zu verändern *(Honvo et al., 2019)*. Komplementär- und Alternativmedizin wurde bei OA eingesetzt, um die unerwünschten Wirkungen anderer therapeutischer Möglichkeiten zu vermeiden und nach zufriedenstellenderen Ergebnissen zu suchen. Nutrazeutika und Nahrungsergänzungsmittel stoßen bei den Patienten auf breite Akzeptanz, weil sie der Natur vertrauen und nach sichereren Alternativen als chemischen Medikamenten suchen *(Lindler et al., 2020)*.

Knie-Osteoarthritis

Die Kniearthrose wird je nach ihrer Ursache als primäre oder sekundäre Arthrose eingestuft. Primäre Kniearthrose ist das Ergebnis einer Degeneration des Gelenkknorpels ohne bekannten Grund. In der

Regel handelt es sich dabei um eine alters- und verschleißbedingte Degeneration. Die sekundäre Kniearthrose ist das Ergebnis einer Degeneration des Gelenkknorpels, die auf eine bekannte Ursache zurückzuführen ist *(Manlapaz et al., 2019)*.

Zu den Risikofaktoren für Knie-OA gehören modifizierbare Risikofaktoren wie Gelenktrauma, Beruf - langes Stehen und wiederholtes Beugen des Knies, Muskelschwäche oder Ungleichgewicht, Gewicht und Gesundheit wie das metabolische Syndrom. Nicht modifizierbare Faktoren wie Geschlecht - Frauen sind häufiger betroffen als Männer, Alter, Genetik und Rasse (**Aweid et al., 2018**).

Zu den möglichen Ursachen für sekundäre Knie-OA gehören posttraumatische, postoperative, angeborene oder Fehlbildungen der Gliedmaßen, Fehlstellungen (Varus/Valgus), Skoliose, Rachitis, Hämochromatose, Chondrokalzinose, Ochronose, Morbus Wilson, Gicht, Pseudogicht, Akromegalie, avaskuläre Nekrose, rheumatoide Arthritis, infektiöse Arthritis, Psoriasis-Arthritis, Hämophilie, Paget-Krankheit und Sichelzellkrankheit *(Runhaar & Zhang, 2018)*.

Klinische Symptome der Knie-OA: Knieschmerzen treten typischerweise allmählich auf, verschlimmern sich bei längerer Aktivität, verschlimmern sich bei wiederholtem Bücken oder Treppensteigen, verschlimmern sich bei Inaktivität, verschlimmern sich im Laufe der Zeit, bessern sich bei Ruhe, bessern sich bei Eis oder entzündungshemmenden Medikamenten, Kniesteifigkeit, Knieschwellung und verminderte Bewegungsfähigkeit, was sich auf den psychologischen Status des Patienten auswirkt und zu Angst und Depression führen kann *(Ferri, 2019)*.

Diagnose von Knie-OA

Die körperliche Untersuchung des Knies sollte mit einer visuellen Inspektion beginnen. Achten Sie im Stehen auf periartikuläre Erytheme und Schwellungen, Atrophie des Quadrizepsmuskels und Varus- oder Valgusdeformitäten. Beobachten Sie den Gang auf Anzeichen von Schmerzen oder abnormalen Bewegungen des Kniegelenks, die auf eine Instabilität der Bänder hinweisen können. Untersuchen Sie als Nächstes die umgebende Haut auf das Vorhandensein und die Lage von Narben aus früheren chirurgischen Eingriffen, auf darüber liegende Anzeichen von Traumata oder auf Weichteilverletzungen *(Munjal et al., 2019)*.

Die Prüfung des Bewegungsumfangs (ROM) ist ein wesentlicher Aspekt der Knieuntersuchung. Aktiver und passiver ROM in Bezug auf Flexion und Extension sollten bewertet und dokumentiert werden. Die Palpation entlang der knöchernen und weichen Gewebestrukturen ist ein wesentlicher Bestandteil jeder Knieuntersuchung. Die Tastuntersuchung kann in die medialen, mittleren und lateralen Strukturen des Knies unterteilt werden *(Collins et al., 2019)*.

Je nach klinischem Verdacht, der sich aus der Anamnese ergibt, können weitere Knietests durchgeführt werden: Patella Apprehension - Patellainstabilität, J-Zeichen - Patellafehlstellung, Patellakompression/-schleifen - Chondromalazie oder patellofemorale Arthritis, medialer McMurray - ein medialer Meniskusriss, lateraler

McMurray - lateraler Meniskusriss, Thessaly-Test - ein Meniskusriss, Lachman - Verletzung des vorderen Kreuzbandes (ACL), vordere Schublade - ACL-Verletzung, Pivot-Verschiebung - ACL-Verletzung, hintere Schublade - Verletzung des hinteren Kreuzbandes (PCL), hinterer Durchhang - PCL-Verletzung, aktiver Quadrizeps-Test - PCL-Verletzung, Valgus-Stresstest - MCL-Verletzung und Varus-Stresstest - LCL-Verletzung *(Alrushud et al., 2018)*.

Die Behandlung von Kniearthrose kann in eine nicht-chirurgische und eine chirurgische Behandlung unterteilt werden. Die nicht-chirurgische Behandlung umfasst Patientenaufklärung, Aktivitätsmodifikation, Physiotherapie, Gewichtsabnahme, Knieorthesen, Paracetamol, nichtsteroidale Antirheumatika (NSAIDs), COX-2-Hemmer, Glucosamin und Chondroitinsulfat, Kortikosteroid-Injektionen und Hyaluronsäure (HA) *(Martel-Pelletier et al., 2018)*.

Die medikamentöse Behandlung ist auch die erste Wahl für Patienten mit symptomatischer Osteoarthritis. Es steht eine Vielzahl von NSAIDs zur Verfügung, und die Wahl sollte auf der Präferenz des Arztes, der Akzeptanz durch den Patienten und den Kosten beruhen. Die Dauer der Behandlung mit NSAIDs sollte sich nach der Wirksamkeit, den Nebenwirkungen und der Krankengeschichte richten. Auf der Grundlage der AAOS-Leitlinien gibt es starke Belege für den Einsatz von NSAIDs *(Afzali et al., 2018)*.

Glucosamin und Chondroitinsulfat sind als Nahrungsergänzungsmittel erhältlich. Intraartikuläre Kortikosteroid-Injektionen können bei symptomatischer Kniearthrose nützlich sein.

Intraartikuläre Hyaluronsäure-Injektionen (HA) sind eine weitere injizierbare Option bei Kniearthrose. Chirurgische Behandlung wie Osteotomie, unikompartimentelle Kniearthroplastik (UKA) und totale Kniearthroplastik (TKA) **(Aweid et al., 2018).**

Kapitel III: Bewältigungsstrategie

Bewältigungsstrategien sind verhaltensbezogene und kognitive Taktiken, die eingesetzt werden, um Krisen, Bedingungen und Anforderungen zu bewältigen, die als belastend empfunden werden. Ausgehend von diesem weithin akzeptierten transaktionalen Ansatz wird Bewältigung durch kognitive und verhaltensbezogene Bemühungen definiert, die als Reaktion auf externe oder interne Anforderungen eingesetzt werden, die der Einzelne als Bedrohung seines Wohlbefindens ansieht. Es gibt zwei Hauptkategorien von Bewältigungsstrategien: emotionsfokussierte Bewältigung und lösungsfokussierte Bewältigung. Emotionsorientierte Bewältigung verändert die emotionale Reaktion einer Person auf den Stressor. Emotionsfokussierte Bewältigungstechniken konzentrieren sich darauf, die negativen emotionalen Reaktionen zu reduzieren, die wir aufgrund von Stressoren erleben können *(Stanislawski, 2019).*

Emotionsfokussierte Bewältigungsstrategien wie: Dampf ablassen, indem man sich bei Freunden oder der Familie Luft macht, sich beschäftigen, um sich vom Stressor abzulenken, Ermutigung, moralische Unterstützung, Mitgefühl und Verständnis von anderen suchen und sich anstrengenden Aktivitäten wie Sport zuwenden, um sich vom Stressor abzulenken. Es ist wahrscheinlicher, dass Menschen emotionsfokussierte Bewältigung anwenden, wenn sie glauben, dass ihre Handlungen den Stressor selbst nicht beeinflussen können, so dass sie ihre Reaktion auf den Stressor ändern. Das ist so, wie wenn ein Freund etwas sagt, das die Gefühle verletzt. Das Gesagte kann dazu führen, dass man sich schlecht fühlt, und man kann viel Zeit und geistige Energie damit verbringen, darüber nachzudenken *(Åkesson et al., 2022)*.

Mit anderen Menschen über die Situation zu sprechen oder anderen Aktivitäten nachzugehen, kann der Person helfen, den emotionalen Stress dieser Begegnung zu bewältigen. Bei der problemorientierten Bewältigung geht es darum, mit dem Stressor selbst umzugehen, um die Stressreaktion zu vermeiden, die er auslöst. Bei der problemorientierten Bewältigung geht es darum, praktische Wege zu finden, um mit einer stressigen Situation umzugehen, z.B. andere Aktivitäten aufzuschieben, um sich auf den Stressor zu konzentrieren und ihn zu bewältigen, mit dem Handeln zu warten, bis der richtige Zeitpunkt gekommen ist, und aktiv zu versuchen, den Stressor zu beseitigen oder zu umgehen. Einige dieser Bewältigungsstrategien sind gesund, z.B. die Anwendung von Problemlösungskompetenzen, einige sind weder gesund noch ungesund, z.B. das Praktizieren einiger religiöser Rituale, während andere ungesund oder maladaptiv sind, z.B. das Leugnen der Existenz einer stressigen Situation oder die Flucht durch den Gebrauch von Drogen *(Rini et al., 2020)*.

Die Wahl der Bewältigungsstrategie wird von der Quantität und Qualität der verfügbaren Ressourcen zur Bewältigung beeinflusst, die einer Person zur Verfügung stehen können. Dazu gehören: Wissen als

Kenntnisse über die Funktionsweise eines Arbeitsplatzes, Fähigkeiten als analytische Fertigkeiten, Einstellungen als Selbstwirksamkeit oder Vertrauen in die eigene Fähigkeit, ein bestimmtes Verhalten auszuführen, soziale Ressourcen als Menschen, mit denen eine Person Informationen austauschen kann, körperliche Ressourcen als Gesundheit und Ausdauer, materielle Ressourcen als Geld und gesellschaftliche Ressourcen als Politik und Gesetze. Es gibt viele hilfreiche Bewältigungsstrategien, die der Patient anwenden kann. Dazu gehören: sich ablenken, mit jemandem reden, die Unsicherheit akzeptieren, tief durchatmen, Yoga machen, sich konzentrieren, die Stimmung kontrollieren, um die Erfahrung zu bewältigen, positive Affirmationen verwenden und sich selbst trösten *(Riddle et al., 2019)*.

Der Zusammenhang zwischen maladaptiven Bewältigungsmechanismen und zahlreichen Störungen ist erwiesen. Psychiatrische Störungen wie Angstzustände und schwere Depressionen sowie somatische Symptome waren alle mit Bewältigungsstilen korreliert, die mit Vermeidung zu tun hatten. Dieses Szenario gilt auch für andere Erkrankungen wie Bluthochdruck und Herzkrankheiten, bei denen Patienten mit schwereren Symptomen maladaptive Bewältigungsstrategien anwandten. Die Physiologie der verschiedenen Bewältigungsstile hängt mit dem serotonergen und dopaminergen Input des medialen präfrontalen Kortex und des Nucleus accumbens zusammen. Die Neuropeptide Vasopressin und Oxytocin spielen ebenfalls eine wichtige Rolle in Bezug auf die Bewältigungsstile *(Åkesson et al., 2022)*.

Andererseits war es unwahrscheinlich, dass die Neuroendokrinologie, d.h. das Aktivitätsniveau der Hypothalamus-Hypophysen-Nebennierenrinden-Achse, die Kortikosteroide und die Katecholamine im Plasma einen direkten kausalen Zusammenhang mit dem Bewältigungsstil einer Person aufweisen. Bei Arthrose-Patienten spiegeln Verhaltensstrategien, die sich auf die Aktivität beziehen, im Wesentlichen drei Dimensionen wider: Vermeidung, Ausdauer und Pacing. Das Angst-Vermeidungs-Modell beschreibt, wie die Schmerzerfahrung zu einem Pfad führen kann, auf dem die gewohnheitsmäßige Vermeidung von Aktivität einen Kreislauf von Nichtnutzung und Behinderung fördert. Im Wesentlichen führt das Katastrophisieren von Schmerzen und ihren potenziellen Folgen oder das Grübeln, das Gefühl der Hilflosigkeit oder die Übertreibung der Bedrohung durch Schmerzen zu schmerzbedingter Furcht oder Angst, die Vermeidungsverhalten hervorruft und letztlich diesen negativen Kreislauf verstärkt *(Stanisławski, 2019)*.

Im Einklang mit der Vorstellung, dass Vermeidungsverhalten maladaptive Bewältigungsstrategien sind, werden diese Verhaltensweisen in der Regel mit Behinderung oder anderen Ergebnissen wie depressiver Stimmung oder Aufrechterhaltung von Schmerzen in Verbindung gebracht. Bei OA wurde die Verwendung von Ruhe als Bewältigungsstrategie sowohl in Querschnittstudien als auch in Längsschnittstudien mit körperlicher Behinderung in Verbindung gebracht. Darüber hinaus wurden Ruhe und eingeschränkte Aktivitäten auch mit negativer Stimmung und Schmerzen bei der Nachuntersuchung bei Menschen mit OA in

Verbindung gebracht. Eine weitere Strategie, die als Vermeidungsstrategie angesehen wird, nämlich das Schonen, Hinken, Zusammenzucken und Versteifen, hatte den stärksten unabhängigen Zusammenhang mit Behinderung *(Rini et al., 2020)*.

Die Aktivitätspersistenz im Allgemeinen bezieht sich auf das Ausharren in einer Aktivität, selbst wenn die Symptome ein Hindernis für die Ausübung dieser Aktivität darstellen. Die Persistenz kann als adaptiv oder maladaptiv betrachtet werden, je nach Grad oder Intensität der Aktivitätspersistenz. Im Vermeidungs- und Ausdauermodell für chronische Schmerzen sind "Ausdauerbewältiger" beispielsweise Menschen, die trotz starker Schmerzen aktiv bleiben. Sie können ein hohes Maß an ungesunder Aktivität aufweisen und auf Schmerzen mit *übermäßiger* Ausdauer reagieren, anstatt sie zu vermeiden. Zeitbasiertes Aktivitätspacing ist eine Verhaltensstrategie, bei der Menschen lernen, die Auswirkungen von Symptomen auf die Aktivität zu verringern, indem sie Aktivitäten in kleinere Teile aufteilen und Aktivitäts- und Ruhephasen abwechseln, um ein gleichmäßiges Tempo beizubehalten *(Riddle et al., 2019)*.

Außerdem wird angenommen, dass diese Verhaltensweisen den "Überaktivitäts-Unteraktivitäts"-Zyklus abschwächen, bei dem übermäßige Aktivität zu einem Aufflackern der Symptome führen kann, die eine längere Ruhephase zur Erholung erfordern. Außerdem gibt es fünf hilfreiche Tipps für den Umgang mit Arthroseschmerzen und den Umgang mit dieser Krankheit im Haushalt und am Arbeitsplatz. Tragen Sie stützende Schuhe, verwenden Sie zu Hause und am Arbeitsplatz spezielle Hilfsmittel, probieren Sie topische

Cremes zur schnellen Linderung aus, seien Sie aktiv, passen Sie Ihre Ernährung an und informieren Sie sich über alle verfügbaren Behandlungsmethoden. Verwenden Sie spezielle Hilfsmittel wie Reißverschlüsse, Knöpfhilfen und elektrische Dosenöffner, Wannenstangen und Handläufe, höhenverstellbare Stühle und Schreibtische und breite Schlüsselhalter für das Auto *(Janiszewska et al., 2020)*.

Kapitel IV: Die Rolle der Gemeindekrankenschwester

Pflegekräfte haben die Aufgabe, Menschen mit Arthrose zu unterstützen. Sie sollten auf Personen mit Gelenkschmerzen und Steifheit achten, ihnen helfen, die Beweglichkeit der Gelenke zu erhalten und zu verbessern, und das Fortschreiten von Gelenkverletzungen begrenzen. Im Rahmen der Pflege können die Pflegekräfte Aktivitätsziele für die Betroffenen festlegen, um die Gelenkfunktion zu verbessern. Als Krankenschwester ist man dafür verantwortlich, den Betroffenen zu zeigen, wie sie ihren Zustand selbst in den Griff bekommen können, ihnen zu empfehlen, Gewicht zu verlieren, wenn dies sinnvoll ist, und sie aktiv zu unterstützen *(Cooper & Gosnell, 2018)*.

Das Pflegepersonal muss auch den Zustand der Betroffenen umfassend beurteilen und ihnen eine angemessene psychologische Betreuung zukommen lassen, um die Schmerzen und Behinderungen durch Arthrose zu behandeln. Die Pflege durch Krankenschwestern und -pfleger zielt nicht nur auf den körperlichen Zustand von

Menschen mit Osteoarthritis ab, sondern kommt den Menschen auch durch eine effektive psychologische Anpassung und Unterstützung zugute. Pflegekräfte sollten Menschen mit Osteoarthritis dabei unterstützen, ihre Bewältigungsstrategien zu verbessern *(Potter et al., 2020)*.

Pflegepläne für die Behandlung von Arthrose sind am effektivsten, wenn sie einen interdisziplinären Ansatz verfolgen, der Medizin, Pflege sowie Physio- und Ergotherapie umfasst. Da es viele medizinische und chirurgische Eingriffe bei Arthrose gibt, betonen die Pflegekräfte, wie wichtig es ist, sich regelmäßig medizinisch untersuchen und behandeln zu lassen *(Elcock et al., 2018)*.

Die Beurteilung der Gesamtleistung des Bewegungsapparats beginnt mit der Beobachtung der Mobilität und der Aktivitäten der Person. Neben der Beobachtung der Person beim Gehen, dem Aufstehen von einem Stuhl mit harter Rückenlehne ohne Arme. Das Pflegepersonal erhält zusätzliche Informationen, indem es Fragen zur Fähigkeit der Person stellt, ADLs auszuführen, den Höhenverlust zu beurteilen (ein Verlust von etwa 2 bis 4 cm pro Jahrzehnt ist jedoch normal), das Gewicht zu beurteilen, die Vitalzeichen nach körperlicher Aktivität zu beurteilen, die Beschreibung der Schmerzen durch den Patienten zu beurteilen, die Einnahme von Schmerzmitteln zu bewerten und das Vorhandensein von Steifheit zu beurteilen *(Miller, 2018)*.

Die Pflegediagnose umfasst akute oder chronische Schmerzen im Zusammenhang mit Knochendeformationen, Gelenkdegeneration und Muskelkrämpfen, die sich in Reizbarkeit, Weinen und Unruhe äußern, eingeschränkte körperliche Mobilität im Zusammenhang mit Muskelschwäche, Schmerzen und Steifheit, die sich in verminderter Muskelkraft und eingeschränktem Bewegungsumfang äußern, Aktivitätsintoleranz im Zusammenhang mit vermindertem Muskeltonus, die sich in Müdigkeit und Unwohlsein äußert, sowie Verletzungsgefahr im Zusammenhang mit veränderter Mobilität und verminderter Knochenfunktion *(Gulanick et al., 2021)*.

Zu den Zielen oder erwarteten Ergebnissen gehört, dass der Patient eine zufriedenstellende Schmerzkontrolle mit einem Wert von weniger als 3 bis 4 auf einer Skala von 0 bis 10 angibt, dass er pharmakologische und nicht-pharmakologische Schmerzlinderungsstrategien anwendet, dass er ein erhöhtes Wohlbefinden zeigt, wie z.B. die Ausgangswerte für Herzfrequenz, Blutdruck, Atmung und entspannten Muskeltonus oder Körperhaltung, dass er die gewünschten Aktivitäten ohne Zunahme der Schmerzen ausübt, dass er die passive und aktive Bewegungsfreiheit beurteilt und vergleicht *(Meiner & Yeager, 2018)*.

Führen Sie körperliche Aktivitäten selbständig oder innerhalb der Grenzen von Aktivitätseinschränkungen durch, demonstrieren Sie den Einsatz adaptiver Veränderungen, die das Gehen und den Transfer fördern, frei von Komplikationen der Immobilität, wie durch intakte Haut, Abwesenheit von Thrombophlebitis, normales Darmverhalten und klare Atemgeräusche belegt, verwenden Sie identifizierte Techniken, um die Aktivitätsintoleranz zu verbessern, berichten Sie über eine messbare Zunahme der Aktivitätsintoleranz, identifizieren

Sie Maßnahmen zur Vermeidung von Verletzungen und frei von Verletzungen *(Williams, 2019)*.

Pflegerische Intervention bei Schmerzen: Anlegen von Wärme- oder Kältepackungen, häufige Positionswechsel unter Beibehaltung der funktionellen Ausrichtung, Beseitigung zusätzlicher Stressfaktoren, Schmerzmedikation vor Aktivität und Bewegungstherapie, Gewährleistung angemessener Ruhezeiten, Unterstützung der Gelenke in einer leicht gebeugten Position durch Verwendung von Kissen, Rollen und Handtüchern, Anweisung an den Patienten, adaptive Hilfsmittel wie Stock oder Gehhilfe zu verwenden, und Anweisung an den Patienten, verschriebene Schmerzmittel und/oder entzündungshemmende Medikamente einzunehmen *(Perry et al., 2021)*.

Eingeschränkte körperliche Mobilität: Ermutigen Sie den Patienten, seine Aktivität wie angegeben zu steigern, erhöhen Sie die Fähigkeiten des Patienten und erklären Sie ihm, wie er isometrische sowie aktive und passive ROM-Übungen für alle Extremitäten durchführen kann, besprechen Sie die umweltbedingten Hindernisse für die Mobilität, ermutigen Sie ihn, auf einem Stuhl mit erhöhtem Sitz und festem Halt zu sitzen und mit Hilfsmitteln wie Stock, Krücken, Gehhilfe zu gehen, ruhen Sie sich zwischen anstrengenden Aktivitäten aus *(Ryan, 2020)*.

Schlagen Sie Strategien für das Aufstehen aus dem Bett, das Aufstehen von Stühlen und das Aufheben von Gegenständen vom Boden vor, um Energie zu sparen, bieten Sie dem Patienten Zugang zu und Unterstützung bei Programmen zur Gewichtsreduzierung, konsultieren Sie das Personal der Physiotherapie, um ein Trainingsprogramm zu verschreiben, und schlagen Sie eine Überweisung zu kommunalen Ressourcen wie der Arthritis Foundation vor *(Elcock et al., 2018)*.

Bei Aktivitätsintoleranz: Beurteilen Sie den Grad der körperlichen Aktivität und Mobilität, den Ernährungszustand, den Bedarf an Gehhilfen wie Blindenstock oder Rollator für ADLs, helfen Sie bei ADLs, während Sie die Abhängigkeit des Patienten vermeiden, ermutigen Sie ihn zu aktiven ROM-Übungen und ermutigen Sie ihn, an Planungsaktivitäten teilzunehmen, die allmählich Ausdauer aufbauen, um Muskelkraft, Gelenk-ROM und Bewegungstoleranz aufrechtzuerhalten. Körperlich inaktive Patienten müssen ihre funktionelle Kapazität durch wiederholte Übungen über einen langen Zeitraum hinweg verbessern. Krafttraining ist wertvoll, um die Ausdauer bei vielen ADLs zu verbessern *(Cooper & Gosnell, 2018)*.

Verletzungsrisiko; Unterstützung des Patienten bei aktiven und passiven ROM-Übungen und isometrischen Übungen, wenn dies toleriert wird, Ermutigung des Patienten zur Gewichtsabnahme, um die Belastung der gewichttragenden Gelenke zu verringern, Verwendung eines Pufferbetts und Positionierung des Betts so niedrig wie möglich beim Schlafen, Anweisung an den Patienten, während der Übungen die weichste verfügbare Oberfläche zu verwenden, Verwendung von adaptiven Mobilitätshilfen wie Gehhilfen, Stöcken und Krücken, wenn dies angezeigt ist, und Anweisung an den

Patienten bezüglich Sicherheitsmaßnahmen wie erhöhte Stühle und Toilettensitze, Verwendung von Handläufen und korrekte Verwendung von Mobilitätshilfen und Rollstuhlsicherheit *(Perrin et al., 2022)*.

Bewertung; der Patient wird verbalisieren, dass er weniger Schmerzen hat, dass er mehr Strategien zur Schmerzbewältigung einsetzt, dass er seine Selbstverträglichkeit erhöht, dass er seine körperliche Aktivität steigert, dass er seine Steifheit reduziert, dass er die Beweglichkeit der Gelenke verbessert, dass er sein Gewicht reduziert, dass er seine körperliche Leistungsfähigkeit steigert, dass er den Einsatz von Hilfsmitteln verbessert, dass er aktiv ROM-Übungen durchführt, dass er verbalisiert, dass er seine Bewältigung verbessert *(Potter et al., 2020)*.

Die Vermittlung von angemessenen Bewältigungskompetenzen an Patienten und ihre Betreuer kann sich erheblich auf die Art und Weise auswirken, wie sie ihre Krankheit, die Schwere der Symptome und die damit verbundene psychische Belastung wahrnehmen. Bei Patienten, bei denen Lungenkrebs diagnostiziert wurde, wurde eine selbstbewusste Kommunikation mit weniger Schmerzinterferenzen und psychischen Belastungen in Verbindung gebracht; die Auswirkungen der Bewältigungsfähigkeiten erstrecken sich auch auf die pflegenden Angehörigen, die über weniger psychische Belastungen berichteten, wenn sie geführte Bilder praktizierten. Andere Bewältigungsmechanismen wie Achtsamkeit sind in bestimmten Situationen möglicherweise nicht so nützlich *(Janiszewska et al., 2020)*.

Ärzte, Psychiater, Physiotherapeuten, Krankenschwestern und Gesundheitspädagogen teilen sich die Aufgabe, die Patienten dazu zu erziehen, mehr Verantwortung für ihre Gesundheit zu übernehmen. Die interprofessionelle Zusammenarbeit kann den Patienten helfen, besser mit den Symptomen ihrer Krankheiten umzugehen. Trainingsprogramme für Bewältigungskompetenzen erwiesen sich nicht als wirksam bei der Verringerung der Schmerzintensität bei Patienten mit Kniearthrose. Das Gesundheitsteam brachte keine über die chirurgische und postoperative Behandlung hinausgehenden Vorteile bei Schmerzen oder Funktionen, aber die Kombination von körperlichen Übungen und Training der Bewältigungsfähigkeiten mit der Behandlung brachte eine deutlichere Verbesserung *(Rini et al., 2020)*.

Thema und Methoden

Das Ziel der Studie:

Ziel der aktuellen Studie ist es, die Bewältigungsstrategien älterer Frauen, die an Kniearthrose (OA) leiden, in der Stadt Beni-Suef zu untersuchen.

Forschungsfrage:

Um das Ziel dieser Studie zu erreichen, wurden die folgenden Forschungsfragen formuliert:

Welche Bewältigungsstrategien wenden ältere Frauen in der Stadt Beni-Suef an, die unter Schmerzen durch Kniearthrose leiden?

Die Themen und Methoden der Studie wurden unter den folgenden vier Hauptthemen dargestellt:

I. Technisches Design.
II. Operatives Design.
III. Administratives Design.
IV. Statistischer Aufbau.

<u>**I- Technischer Entwurf**</u>

Das technische Design umfasst das Design, das Setting, die Probanden und die Instrumente zur Datenerhebung.

<u>**Entwurf**</u>

In der aktuellen Studie wurde ein deskriptives Querschnittsdesign verwendet.

<u>**Einstellung**</u>

Die aktuelle Studie wurde im Universitätskrankenhaus Beni Suef in der orthopädischen Ambulanz und der Physiotherapieabteilung durchgeführt. Die orthopädische Ambulanz befand sich im Erdgeschoss. Die Abteilung für Physiotherapie befand sich im dritten Stock.

Themen
Stichprobengröße:

Der Stichprobenumfang wurde so berechnet, dass die Prävalenz jeder Art von Bewältigungsstrategie mit einer absoluten Genauigkeit von 5 % und einem Konfidenzniveau von 95 % bestimmt werden konnte. Unter Verwendung des Softwarepakets Open-Epi für die Schätzung von Einzelproportionen für dichotome Variablen mit Korrektur der Grundgesamtheit wurde der Stichprobenumfang auf 278 Personen geschätzt. Diese wurde auf 300 erhöht, um eine Non-Response-Rate von etwa 10% zu erwarten.

Technik der Probenahme:

Es wurde eine konsekutive Stichprobentechnik angewandt, um ältere Frauen gemäß den Eignungskriterien zu rekrutieren.

Kriterien für die Stichprobe: Alle älteren Frauen, die an Kniearthrose (OA) litten und an der Studie teilnahmen, wurden in die Stichprobe aufgenommen, nachdem sie die folgenden Kriterien erfüllt hatten.

Einschlusskriterien:
✓ Ältere Menschen (Alter ≥65 Jahre)

✓ Seit mindestens einem Jahr wird eine Kniearthrose (OA) diagnostiziert. Dies wird durch eine Überprüfung der Krankenakte oder einen medizinischen Bericht und eine Anamnese bestätigt.

Ausschlusskriterien:

✓ Kognitive Beeinträchtigung

✓ Lebensbedrohliche oder funktionell stark einschränkende Gesundheitsprobleme außer OA (z. B. Krebs, chronisch obstruktive Lungenerkrankung COPD usw.).

Tools für die Datenerfassung

Für die Datenerhebung in der aktuellen Studie wurden vier Instrumente verwendet.

Instrument (1) Fragebogen zur Befragung: Er wurde von der Forscherin entwickelt und besteht aus 2 Teilen: -

Teil I: Demographische Daten:

Er wurde von der Forscherin in arabischer Sprache entwickelt. Dieser Teil befasste sich mit den demografischen Merkmalen älterer Frauen, wie Alter, Bildungsstand, beruflicher Status, Familienstand und Wohnort.

Teil II: Anamnese der Kniearthrose:

Ziel war es, die aktuelle Krankengeschichte der Patienten in Bezug auf die Kniearthrose zu erfassen.

Werkzeug (2): Katz-Skala:

Er wurde von *(Katz et al., 1963)* adaptiert. Er diente dazu, die Unabhängigkeit älterer Frauen mit Kniearthrose in Bezug auf die Aktivitäten des täglichen Lebens (ADL) zu beurteilen. Er umfasste die 6 Items: Duschen, Anziehen, Toilettengang, Mobilität, Kontrolle des Outputs und Ernährung.

Das Punktesystem:-

Die Gesamtpunktzahl von 6 für 6 Items wurde auf zwei Rängen bewertet (mit Beaufsichtigung, Anleitung und persönlicher Hilfe oder vollständiger Pflege = Null und ohne Beaufsichtigung oder Anleitung oder persönliche Hilfe=1).

Die Gesamtpunktzahl dieser Skala wird in drei Kategorien eingeteilt, die auf den folgenden Punkten basieren:

Volle Funktion = 6

Mäßige Beeinträchtigung = 4-5

Schwere funktionelle Beeinträchtigung = ≤3

Werkzeug(3): Visuelle Analogskala (VAS):

Er wurde von *(Hawker et al, 2011)* übernommen. Ziel war es, die Schmerzintensität bei älteren Frauen mit Kniearthrose zu beurteilen. In den Kästchen wurden Zahlen von 1 bis 10 eingetragen, die beschreiben, wie stark die Patienten die Knieschmerzen empfinden.

Das Punktesystem:-

Die Gesamtpunktzahl dieser Skala betrug 10 und wurde in drei Kategorien eingeteilt, die auf den folgenden Punkten basieren:

Keine Schmerzen = 0
Mäßige Schmerzen = 1<6
Starke Schmerzen = 6-10

Werkzeug(4) : Pain Coping Inventory (PCI):

Sie wurde von *(Kmaimaat und Evers, 2003)* übernommen. Er zielte darauf ab, die Bewältigungsstrategien im Umgang mit OA-Schmerzen bei älteren Frauen mit Kniearthrose zu bewerten. Er umfasste die folgenden Fragen:

Teil I: Schmerztransformation: Dazu gehörte, sich vorzustellen, dass der Schmerz nicht vorhanden ist, sich vorzustellen, dass der Schmerz den Körper nicht betrifft, sich vorzustellen, dass der Schmerz weniger heftig ist, als er tatsächlich ist, und an die Schwierigkeiten anderer Menschen zu denken (4 Items mit 16 Punkten).

Teil II: Ablenkung: Dazu gehörten ein Bad oder eine Dusche nehmen, an angenehme Dinge denken, sich durch eine körperliche Aktivität ablenken und sich durch Lesen oder Musik hören ablenken (5 Punkte mit 20 Punkten).

Teil III: Reduzierung der Anforderungen: Dazu gehörte die Fortsetzung von Aktivitäten mit weniger Aufwand, die Fortsetzung von Aktivitäten mit einem langsameren Tempo und die Fortsetzung von Aktivitäten mit weniger Genauigkeit (3 Punkte mit 12 Punkten).

Teil IV: Rückzug: Dazu gehört, dass ich mich nicht aufrege, mich in eine ruhige Umgebung zurückziehe, störende Geräusche vermeide und Licht meide (7 Punkte mit 28 Punkten).

Teil V: Sorgen: Dazu gehörte die ständige Konzentration auf den Schmerz, die Selbstverabreichung anderer körperlicher Reize, das Nachdenken über Dinge, die wegen des Schmerzes unerledigt bleiben, und das Grübeln (9 Items mit einem Ergebnis von 36).

Teil VI: Ausruhen: Dazu gehörte, Aktivitäten einzustellen, sich auf einfache Tätigkeiten zu beschränken, sich nicht körperlich anzustrengen und sich im Sitzen oder Liegen auszuruhen (5 Items mit 20 Punkten).

Das Punktesystem:-
Die Gesamtpunktzahl von 132 für 33 Unterpunkte wurde auf vier Rängen bewertet:
- Teil I, II & III (selten = 1, manchmal wenig = 2, manchmal viel = 3 & fast immer = 4).
- Teil IV, V & VI (selten = 4, manchmal wenig = 3, manchmal viel = 2 & fast immer = 1).

Die Gesamtpunktzahl dieser Skala wird in drei Kategorien eingeteilt, die auf den folgenden Punkten basieren:
- Niedriges Bewältigungsniveau ≤60% der Gesamtpunktzahl (≤ 79,2 Punkte)
- Moderate Bewältigungsstufe >60% - <80% der Gesamtpunktzahl (> 79,2 - <105,6 Punkte)
- Hohes Bewältigungsniveau ≥ 80 % der Gesamtpunktzahl (≥ 105,6 Punkte)

II- Operatives Design:

Es umfasst die Vorbereitungsphasen, die Gültigkeit und Zuverlässigkeit der Instrumente, die Pilotstudie und die Feldarbeit.

Vorbereitungsphase:

Dazu gehört auch die Durchsicht der einschlägigen Literatur und das theoretische Wissen über verschiedene Aspekte der Studie unter Verwendung von Büchern, Artikeln, Internet-Zeitschriften und Magazinen, um Instrumente für die Datenerhebung zu entwickeln.

Gültigkeit und Zuverlässigkeit

Inhaltliche Gültigkeit: Die Instrumente wurden von einem Gremium aus fünf Experten auf dem Gebiet der kommunalen Gesundheitspflege geprüft, um festzustellen, ob die enthaltenen Items umfassend, verständlich, anwendbar, klar und geeignet sind, das Ziel der Studie zu erreichen. Die Änderungen wurden auf der Grundlage der Meinung der Experten vorgenommen.

Reliabilität: In der vorliegenden Studie wurde die Zuverlässigkeit anhand der Cronbachs Alpha-Koeffizienten für die Katz-Skala mit 0,833, die visuelle Analogskala mit 0,723 und das Pain Coping Inventory mit 0,784 getestet.

Pilotstudie:

An 30 Patienten (10%) der Studienteilnehmer wurde eine Pilotstudie durchgeführt, um die Klarheit, Anwendbarkeit, Durchführbarkeit und Relevanz der verwendeten Instrumente zu testen und den Zeitbedarf für die Anwendung der Studieninstrumente zu ermitteln. Die Patienten, die in die Pilotstudie einbezogen waren, wurden aus der Stichprobe ausgeschlossen, da nach der Durchführung der Pilotstudie wesentliche Änderungen vorgenommen wurden.

Feldarbeit

Der Forscher erklärte den älteren Frauen, die an der Studie teilnahmen, den Zweck der Studie. Die eigentliche Arbeit an dieser Studie begann und endete innerhalb von acht Monaten von Anfang August (2021) bis Ende März (2022). Die mündliche Zustimmung der Patientinnen zur Teilnahme an der Studie wurde eingeholt und jede Patientin wurde darüber informiert, dass die Vertraulichkeit gewährleistet ist. Die Daten wurden von der Forscherin an zwei Tagen pro Woche (Samstag und Mittwoch) in der Morgenschicht in der oben genannten Einrichtung erhoben.

Ethische Überlegungen:

Vor Beginn der Studie wurde die Genehmigung der wissenschaftlichen Ethikkommission der Fakultät eingeholt. Der Forscher klärte die in die Studie einbezogenen Patienten vor Beginn der Studie über die Ziele und den Zweck der Studie auf. Der Forscher sicherte die Anonymität und Vertraulichkeit der an der Studie teilnehmenden Patienten zu. Die an der Studie teilnehmenden Patienten wurden darüber informiert, dass es ihnen freisteht, ob sie an der Studie teilnehmen oder nicht, und dass sie das Recht haben, jederzeit ohne Angabe von Gründen von der Studie zurückzutreten.

III- Administrative Gestaltung:

Ein offizielles Schreiben wurde von der Fakultät für Krankenpflege der Beni-Suef Universität an den Direktor des Beni-Suef Universitätskrankenhauses, in dem die Studie durchgeführt wurde, gerichtet, in dem die Erlaubnis für die Datenerhebung und die

Hilfe bei der Durchführung der Studie in ihren Einrichtungen erteilt wurde.

IV- Statistischer Aufbau:

Die Daten wurden gesammelt, kodiert und in eine geeignete Excel-Tabelle eingegeben und mit einer geeigneten statistischen Methode ausgewertet. Die Daten wurden mit dem statistischen Programm für Sozialwissenschaften (SPSS) Version 26.0 analysiert. Die quantitativen Daten wurden als Mittelwert ± Standardabweichung (SD) und die qualitativen Daten als Häufigkeit und Prozentsatz ausgedrückt. Der Chi-Quadrat-Test (X^2) wurde verwendet, um die Proportionen zwischen den qualitativen Parametern zu vergleichen. Der Pearson-Korrelationskoeffiziententest (r) wurde zur Erstellung einer Korrelationsmatrix verwendet.

Ergebnisse

Die Ergebnisse dieser Studie und die Analyse der gesammelten Daten wurden in den folgenden Teilen vorgestellt:

Teil I: Demographische Merkmale und Anamnese von Kniegelenkserkrankungen bei den untersuchten älteren Frauen (Tabelle 1, 2 & Abbildung 1 & 2).

Teil II: Katz-Skala für die Unabhängigkeit bei den Aktivitäten des täglichen Lebens (ADL) (Tabelle 3 & Abbildung 3).

Teil III: Visuelle Analogskala (VAS) für die Schmerzintensität (Tabelle 4 & Abbildung 4).

Teil IV: Pain Coping Inventory (PCI) (Tabelle 5, 6, 7, 8) & Abbildung 5).

Teil V: Beziehungen und Korrelationen zwischen den untersuchten Variablen bei älteren Frauen (Tabelle 9, 10, 11 & 12).

Teil I: Demographische Merkmale und Anamnese von Kniegelenkserkrankungen der untersuchten älteren Frauen.

Tabelle 1: Häufigkeits- und Prozentverteilung der demographischen Merkmale der untersuchten älteren Frauen (n=300).

Artikel	Nein.	Prozentualer Anteil
Alter		
65 -<70 Jahr	182	**60.7**
70-<75Jahre	102	34.0
≥ 75 Jahr	16	5.3
Mittelwert ± SD	69.8 ± 4.71	
Bildungsniveau		
Nicht lesen und schreiben	58	19.3
Lesen und Schreiben	30	10.0
Grundschulbildung	60	20.0
Sekundarschulbildung	152	**50.7**
Beruflicher Status		
Funktioniert nicht	89	29.7
freies Geschäft	59	19.7
Staatliche Stelle	110	**36.7**
Im Ruhestand	42	14.0
Familienstand		
Verheiratet	211	**70.3**
Witwe	89	29.7
Aufenthaltsort		
Ländlich	181	**60.3**
Urban	119	39.7
Anzahl der Familienmitglieder		
1-2	91	30.3
3-4	92	30.7
5-6	117	**39.0**
Anzahl der Zimmer im Haus		
Ein Zimmer	29	9.7
2 Zimmer	119	39.6
3 Zimmer	152	**50.7**
Monatliches Einkommen (aus Sicht der Frauen)		
Angemessen	144	48
Unzureichend	156	**52.0**
Mit wem leben Sie?		
Alleine	29	9.7
Mit Familie	271	**90.3**

Tabelle (1) zeigt, dass mehr als die Hälfte (60,7%) der untersuchten älteren Frauen im Alter von 65 <70 Jahren waren, mit einem Mittelwert ± SD (69,8±4,71), (50,7%) von ihnen hatten eine mittlere Ausbildung, (36,7%) von ihnen hatten einen Job in der Regierung. (70,3%) der untersuchten älteren Frauen waren verheiratet, (60,3%) lebten in ländlichen Gebieten, (39%) hatten 5-6 Personen in ihrem Haus, (50,7%) hatten 3 Zimmer in ihrem Haus, (52%) hatten ein unzureichendes monatliches Einkommen und (90,3%) lebten bei ihrer Familie.

Tabelle (2): Häufigkeits- und Prozentverteilung der Krankengeschichte (n=300).

Artikel	Nein.	Prozentualer Anteil
Kniegelenksproblem		
Ein Knie	120	40.0
Zwei Knie	180	**60.0**
Art des Schmerzes		
Zunehmend	241	**80.3**
Ändert sich nicht	59	19.7
In abnehmender	0	0.0
Aktuelle Behandlung		
Medikation*		
Tabletten	60	20.0
Injektionen	119	**39.7**
Salbe	30	10.0
Alle von ihnen	91	30.0
Physiotherapie *		
Nein	150	**50.0**
Von selbst	89	29.7
Physiotherapeutin	61	20.3
Probleme in anderen Gelenken		
Ja	270	**90.0**
Nein	30	10.0
Anzahl der täglich eingenommenen Medikamente		
1-2	60	20.0
3-4	121	**40.3**
5-6	119	39.7

*Ältere Frauen hatten mehr als eine Antwort.

Aus Tabelle (2) geht hervor, dass (60%) der untersuchten Frauen Kniegelenksprobleme in zwei Knien hatten, (80,3%) von ihnen hatten zunehmende Schmerzen, (50%) von ihnen wurden nicht mit Physiotherapie behandelt. Während (65,3) der untersuchten älteren Frauen zuvor keine Kniearthrose behandelt worden war und (90%) von ihnen Probleme in anderen Gelenken hatten.

Tabelle (3): Auswirkungen der Arthrose auf das körperliche, psychologische und soziale Wohlbefinden.

Variabel	Nein.	Prozentualer Anteil
Physiologisches Wohlbefinden		
Müdigkeit	270	90.0
Schlaflosigkeit	180	60.0
Unruhe	120	40.0
Beeinträchtigte körperliche Aktivität	300	100.0
Psychologisches Wohlbefinden		
Depression	128	42.6
Angst	214	71.3
Soziales Wohlergehen		
Schuldgefühle	140	46.6
Soziale Teilhabe einschränken	210	70.0

Tabelle (3): zeigt, dass 100,0% der untersuchten Frauen eine Beeinträchtigung der körperlichen Aktivität hatten, 90,0% der untersuchten Frauen litten unter Müdigkeit und 60,0% unter Schlaflosigkeit. Außerdem hatten 71,3% der untersuchten Frauen Angstzustände und 70,0% von ihnen waren in ihrer sozialen Teilhabe eingeschränkt.

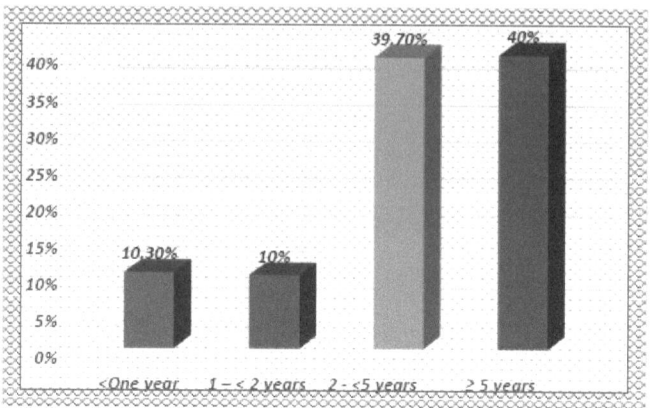

Abbildung (1): Prozentuale Verteilung der Ehrlichkeit der Kniegelenksprobleme unter den untersuchten älteren Frauen.
Es zeigt sich, dass mehr als ein Drittel (40%) der untersuchten älteren Frauen seit ≥ 5 Jahren Probleme mit dem Kniegelenk hatten.

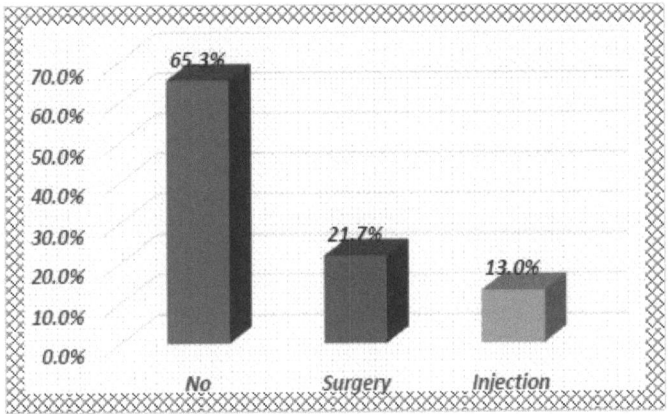

Abbildung (2): Prozentuale Verteilung der vorherigen Behandlung von Knieproblemen bei den untersuchten älteren Frauen.

Es zeigt sich, dass (65,3%) der untersuchten älteren Frauen keine Behandlung der Kniegelenksarthrose hatten.

Teil II: Katz-Skala für die Unabhängigkeit bei den Aktivitäten des täglichen Lebens (ADL)

Tabelle (4): Häufigkeits- und Prozentverteilung der älteren Frauen in der Studie in Bezug auf ihre Unabhängigkeit bei den Aktivitäten des täglichen Lebens (n= 300).

Aktivitäten	Ohne Aufsicht, Anleitung oder persönliche Hilfe (1)		Mit Aufsicht, Anleitung und persönlicher Unterstützung oder vollständige Pflege (0)	
	Nein	%	Nein	%
1. Dusche	297	93.0	21	7.0
2. Sich anziehen.	210	70.0	90	30.0
3. Benutzen Sie die Toilette.	270	90.0	30	10.0
4. Mobilität.	265	88.3	35	11.7
5. Ausgangskontrolle.	267	89.0	33	11.0
6. Ernährung.	268	89.3	8.9	10.7

Tabelle (4) zeigt, dass die meisten (93%) der untersuchten älteren Frauen ohne Aufsicht, Anleitung oder persönliche Hilfe duschten. Während (30%) von ihnen sich mit Aufsicht, Anleitung und persönlicher Hilfe oder vollständiger Pflege anzogen.

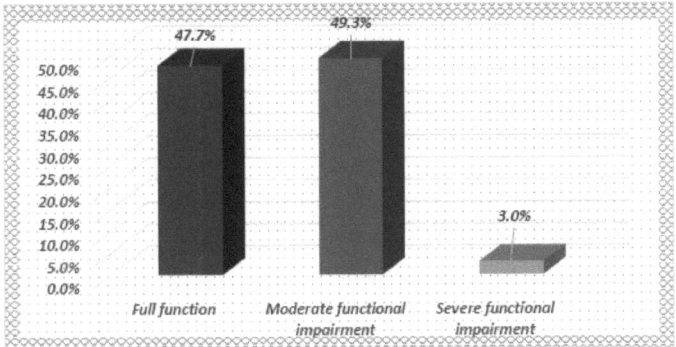

Abbildung (3): Gesamtniveau der Unabhängigkeit bei den Aktivitäten des täglichen Lebens unter den untersuchten älteren Frauen (n=300).

Es zeigt sich, dass mehr als ein Drittel (47,7%, 49,3%) der untersuchten älteren Frauen voll funktionsfähig und mäßig beeinträchtigt waren. Während (3%) von ihnen eine schwere Funktionseinschränkung hatten.

Teil III: Visuelle Analogskala (VAS) für die Schmerzintensität
Tabelle (5): Häufigkeit und prozentuale Verteilung der älteren Frauen in der Studie in Bezug auf ihr Schmerzempfinden (n= 300).

Grad der Schmerzen	Nein	%
1. Keine Schmerzen.	0	0.0
2. Mäßige Schmerzen.	90	30.0
3. Starke Schmerzen.	210	70.0

Tabelle (5) zeigt, dass mehr als zwei Drittel (70%) der untersuchten älteren Frauen starke Schmerzen hatten und (30%) von ihnen mäßige Schmerzen hatten.

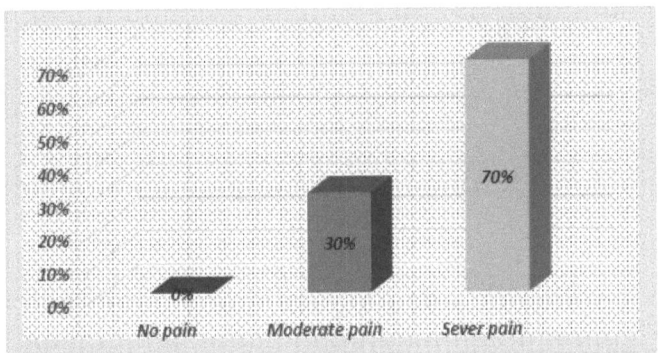

Abbildung (4) Gesamtschmerzniveau der untersuchten älteren Frauen (n=300).

Abbildung (4) zeigt, dass mehr als zwei Drittel (70%) der untersuchten älteren Frauen starke Schmerzen hatten und (30%) von ihnen mäßige Schmerzen.

Teil IV: Inventar zur Schmerzbewältigung (PCI)

Tabelle (6): Häufigkeit und prozentuale Verteilung der älteren Frauen in der Studie bezüglich ihrer Schmerzbewältigung in Bezug auf positive Anpassung (n= 300).

Artikel	Selten		Manchmal ein paar		Manchmal eine Menge		fast immer	
	Nein	%	Nein	%	Nein	%	Nein	%
Positive Anpassung								
A- Schmerzverarbeitung								
1- so tun, als ob der Schmerz nicht vorhanden wäre	32	10.7%	139	46.3%	69	23.0%	60	20.0%
2- so tun, als ob der Schmerz meinen Körper nicht betrifft	31	10.3%	123	41.0%	52	17.3%	94	31.4%
3- Sie stellen sich vor, dass der Schmerz weniger heftig ist als er tatsächlich ist	85	28.3%	99	33.0%	100	33.3%	16	5.3%
4- denken Sie an die Schwierigkeiten anderer Menschen	44	14.7%	121	40.3%	80	26.7%	55	18.3%
B- Ablenkung								
1- Nehmen Sie ein Bad oder eine Dusche	62	20.7%	90	30.0%	118	39.3%	30	10.0%
2- denken Sie an angenehme Dinge oder Ereignisse	61	20.3%	74	24.7%	141	47.0%	24	8.0%
3- mich durch eine körperliche Aktivität ablenken	25	8.3%	118	39.3%	84	28.0%	73	24.4%
4- mich ablenken, indem ich lese, Musik höre, etc.	62	20.7%	86	28.6%	125	41.7%	27	9.0%
5- etwas tun,	32	10.7%	119	39.7%	84	28.0%	65	21.6%

angenehm finden								
C- Reduzierung der Anforderungen								
1- Aktivitäten mit weniger Aufwand fortsetzen	32	10.7%	112	37.3%	85	28.3%	71	23.7%
2- setzen Sie die Aktivitäten in einem langsameren Tempo fort	81	27.0%	116	38.7%	73	24.3%	30	10.0%
3- Aktivitäten weniger präzise fortsetzen	57	19.0%	108	36.0%	78	26.0%	57	19.0%

Tabelle (6) zeigt, dass mehr als die Hälfte (27%) der untersuchten älteren Frauen nur selten Aktivitäten in einem langsameren Tempo fortsetzen, (41%) von ihnen manchmal so tun, als ginge mich der Schmerz nichts an, (47,0%) von ihnen manchmal an angenehme Dinge denken und (24,4%) von ihnen sich fast immer ablenken, indem sie eine körperliche Aktivität ausüben.

Tabelle (7): Häufigkeit und prozentuale Verteilung der älteren Frauen in der Studie in Bezug auf ihren Grad der Schmerzbewältigung bei negativer Anpassung (n= 300).

Artikel	Selten		Manchmal ein paar		Manchmal eine Menge		fast immer	
	Nein	%	Nein	%	Nein	%	Nein	%
Negative Anpassung								
A- Rückzug								
1- Sorgen Sie dafür, dass ich mich nicht aufrege	54	18.0%	108	36.0%	47	15.7%	91	30.3%
2- Rückzug in eine erholsame Umgebung	18	6.0%	71	23.7%	85	28.3%	126	42.0%
3- Vermeiden Sie störende Geräusche	54	18.0%	78	26.0%	80	26.7%	88	29.3%
4- Vermeiden Sie Licht	27	9.0%	62	20.6%	89	29.7%	122	40.7%
5- darauf achten, was ich esse oder trinke	18	6.0%	109	36.3%	68	22.7%	105	35.0%
6- Trennen Sie sich	36	12.0%	60	20.0%	108	36.0%	96	32.0%
7- Wenn ich draußen bin, versuche ich, bald nach Hause zu kommen	63	21.0%	32	10.6%	146	48.7%	59	19.7%
B- Besorgniserregend								
1- Konzentrieren Sie sich die ganze Zeit auf den Schmerz	26	8.7%	56	18.6%	75	25.0%	143	47.7%
2- Selbstverabreichung von anderen physischen Reizen	6	2.0%	42	14.0%	108	36.0%	144	48.0%
3- Denken Sie an Dinge, die aufgrund von Schmerzen unerledigt bleiben	30	10.0%	30	10.0%	54	18.0%	186	62.0%
4- beginnen Sie sich Sorgen zu machen	0	0.0%	104	34.7%	69	23.0%	127	42.3%
5- fragen Sie sich nach der Ursache des Schmerzes	4	1.3%	79	26.3%	69	23.0%	148	49.3%

6- denken, dass der Schmerz schlimmer werden wird	24	8.0%	41	13.7%	139	46.3%	96	32.0%
7- Denken Sie an schmerzfreie Momente	30	10.0%	67	22.3%	86	28.7%	117	39.0%
8- Ich glaube, ich werde verrückt vor Schmerz	28	9.3%	43	14.3%	104	34.7%	125	41.7%
9- Andere verstehen nicht, was es heißt, Schmerzen zu haben	88	29.3%	44	14.7%	69	23.0%	99	33.0%
C- Ausruhen								
1- meine Aktivitäten einstellen	62	20.7%	46	15.3%	58	19.3%	134	44.7%
2- mich auf einfache Aktivitäten beschränken	0	0.0%	95	31.7%	100	33.3%	105	35.0%
3- mich nicht körperlich anstrengen	92	30.7%	3	1.0%	26	8.7%	179	59.7%
4- Ruhe im Sitzen oder Liegen	57	19.0%	122	40.7%	47	15.6%	74	24.7%
5 - Nehmen Sie eine bequeme Körperhaltung ein	64	21.3%	90	30.0%	32	10.7%	114	38.0%

Tabelle (7) zeigt, dass mehr als die Hälfte (62%) der untersuchten älteren Frauen fast immer an Dinge denken, die wegen der Schmerzen unerledigt bleiben, (48,7%) von ihnen manchmal viel Wenn sie draußen sind, versuchen sie, bald nach Hause zurückzukehren, (40,7%) von ihnen manchmal manchmal wenig viel Ruhe im Sitzen oder Liegen annehmen und (30,7%) von ihnen selten sich körperlich nicht anstrengen.

Tabelle (8): Häufigkeit und prozentuale Verteilung der älteren Frauen in der Studie in Bezug auf die von ihnen genutzten Bewältigungsstrategien bei Schmerzen (n= 300).

Artikel	Niedriges Bewältigungsniveau		Mäßige Bewältigungsstufe		Hohe Bewältigungsstufe	
	Nein	%	Nein	%	Nein	%
Schmerz Transformation	130	43.3%	148	49.3%	22	7.4%
Ablenkung	110	36.7%	151	50.3%	39	13.0%
Reduzierung der Anforderungen	115	38.3%	133	44.3%	52	17.4%
Rückzug	222	74.0%	19	6.3%	59	19.7%
Besorgniserregend	251	83.7%	23	7.7%	26	8.6%
Ausruhen	172	57.3%	22	7.3%	106	35.4%
Total Bewältigung	150	50.0%	98	32.7%	52	17.3%

Tabelle (8) zeigt, dass mehr als zwei Drittel (83,7%) der untersuchten älteren Frauen ein niedriges Bewältigungsniveau in Bezug auf die Reduzierung von Anforderungen, (50,3%) ein mittleres Bewältigungsniveau in Bezug auf Ablenkung und (35,4%) ein hohes Bewältigungsniveau in Bezug auf Ruhebewältigung hatten.

Tabelle (9): Mittelwert und Standard der untersuchten älteren Frauen in Bezug auf die von ihnen verwendeten Bewältigungsstrategien bei Schmerzen (n= 300).

Variablen	Gesamtpunktzahl	Minimum	Maximum	Mittelwert ±SD	% der mittleren Punktzahl
Schmerz Transformation	16	6.00	15.00	9.86±1.90	61.64
Ablenkung	20	7.00	18.00	12.49±2.46	62.46
Anforderungen reduzieren	12	4.00	12.00	7.27±1.85	60.61
Rückzug	28	9.00	27.00	15.24±5.69	54.44
Besorgniserregend	36	11.00	34.00	17.31±6.18	48.08
Ausruhen	20	5.00	19.00	11.00±4.49	55.0%

Tabelle (9) zeigt, dass die Schmerzbewältigungsstrategie des Ablenkungsinventars unter den anderen untersuchten Strategien den höchsten Prozentsatz des Mittelwerts (62,46%) und die Strategie des ruhenden Schmerzinventars den niedrigsten Prozentsatz des Schmerzwerts (55,0%) aufwies.

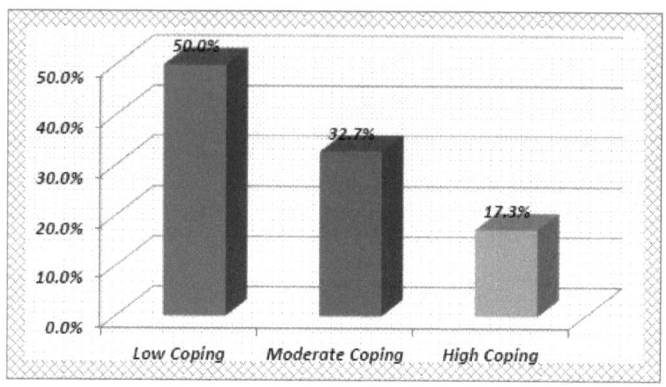

Abbildung (5): Gesamtes Bewältigungsniveau der untersuchten älteren Frauen (n=300).

Abbildung (5) zeigt, dass mehr als zwei Drittel (50,0%) der untersuchten älteren Frauen ein niedriges Bewältigungsniveau hatten, (32,7%) ein mittleres Bewältigungsniveau und nur (17,3%) ein hohes Bewältigungsniveau.

Teil V: Beziehungen und Korrelationen zwischen den untersuchten Variablen bei älteren Frauen

Tabelle (10): Vergleich zwischen demografischen Merkmalen und der Katz-Skala für die Unabhängigkeit bei den Aktivitäten des täglichen Lebens (ADL) bei den untersuchten älteren Frauen. (n=300)

Demografische Merkmale	Nein	Volle Funktion		Mäßige funktionelle Beeinträchtigung		Schwere funktionelle Beeinträchtigung		X2	P-Wert
		Nein	%	Nein	%	Nein	%		
Alter									
65 -<70 Jahr	182	98	32.7	79	26.3	5	1.7	17.29	0.002*
70-<75 Jahre	102	33	11.0	65	21.7	4	1.3		
≥ 75 Jahr	16	12	4.0	4	1.3	0	0.0		
Bildungsniveau									
Nicht lesen und schreiben	58	0	0.0	54	18.0	4	1.3	76.93	0.000**
Lesen und Schreiben	30	21	7.0	9	3	0	0.0		
Grundschulbildung	60	25	8.3	34	11.4	1	0.3		
Mittlere Reife	152	97	32.4	51	17.0	4	1.3		
Beruflicher Status									
Funktioniert nicht	89	49	16.4	40	13.3	0	0.0	73.37	0.000**
freies Geschäft	59	0	0.0	54	18.0	5	1.7		
Staatliche Stelle	110	66	22.0	40	13.3	4	1.3		
Im Ruhestand	42	28	14.0	14	4.7	0	0.0		
Familienstand									
Verheiratet	211	97	32.4	105	35.0	9	3.0	4.25	0.119
Witwe	89	46	15.3	43	14.3	0	0.0		
Aufenthaltsort									
Ländlich	181	98	32.7	80	26.6	3	1.0	9.19	0.010*
Urban	119	45	15.0	68	22.7	6	2.0		
Monatliches Einkommen									
Angemessen	144	71	23.7	66	22.0	7	2.3	4.04	0.133
Unzureichend	156	72	24.0	82	27.3	2	0.7		

* Statistisch signifikant bei p≤0,05
** Hochgradig statistisch signifikant bei p≤0,01

Tabelle (10) zeigt, dass ein statistisch signifikanter Unterschied zwischen dem Grad der Selbstständigkeit älterer Frauen bei den Aktivitäten des täglichen Lebens und ihrem Alter und Wohnort besteht. Es besteht ein hochgradig statistisch signifikanter Unterschied zwischen dem Grad der Selbstständigkeit älterer Frauen bei den Aktivitäten des täglichen Lebens und ihrem Bildungsniveau und ihrer beruflichen Stellung. Es gab jedoch keinen statistisch signifikanten Unterschied zwischen dem Grad der Selbstständigkeit älterer Frauen bei den Aktivitäten des täglichen Lebens und ihrem Familienstand und ihrem monatlichen Einkommen.

Tabelle (11): Vergleich zwischen demografischen Merkmalen und Schmerzniveau bei den untersuchten älteren Frauen. (n=300)

Demografische Merkmale	Nein	Keine Schmerzen		Mäßiger Schmerzpegel		Starke Schmerzen		X2	P-Wert
		Nein	%	Nein	%	Nein	%		
Alter									
65 -<70 Jahr	182	0	0.0	60	20.0	122	40.7		
70-<75 Jahre	102	0	0.0	30	10.0	72	24.0	7.63	0.022*
≥ 75 Jahr	16	0	0.0	0	0.0	16	5.3		
Bildungsniveau									
Nicht lesen und schreiben	58	0	0.0	29	9.7	29	9.7		
Lesen und Schreiben	30	0	0.0	0	0.0	30	10.0	29.07	0.000**
Grundschulbildung	60	0	0.0	24	8.0	36	12.0		
Mittlere Reife	152	0	0.0	37	12.3	115	38.3		
Beruflicher Status									
Funktioniert nicht	89	0	0.0	77	25.7	12	4.0		
freies Geschäft	59	0	0.0	0	0.0	59	19.7	195.97	0.000**
Staatliche Stelle	110	0	0.0	13	4.3	97	32.3		
Im Ruhestand	42	0	0.0	0	0.0	42	14.0		
Familienstand									
Verheiratet	211	0	0.0	37	12.3	174	58.0	52.61	0.000**
Witwe	89	0	0.0	53	17.7	36	12.0		
Aufenthaltsort									
Ländlich	181	0	0.0	90	30.0	91	30.3	84.53	0.000**
Urban	119	0	0.0	0	0.0	119	39.7		
Monatliches Einkommen									
Angemessen	144	0	0.0	52	17.3	92	30.7	4.92	0.026*
Unzureichend	156	0	0.0	38	12.7	118	39.3		

* Statistisch signifikant bei p≤0,05
** Hochgradig statistisch signifikant bei p≤0,01

Tabelle (11) zeigt, dass es statistisch signifikante Unterschiede zwischen dem Schmerzniveau älterer Frauen und ihrem Alter und

Monatseinkommen gab. Hingegen gab es hochgradig statistisch signifikante Unterschiede zwischen dem Schmerzniveau älterer Frauen und ihrem Bildungsniveau, ihrem beruflichen Status, ihrem Familienstand und ihrem Wohnort.

Tabelle (12): Vergleich zwischen demografischen Merkmalen und dem Grad der Schmerzbewältigung bei den untersuchten älteren Frauen. (n=300).

Demografische Merkmale	Nein	Niedriges Bewältigungsniveau		Mäßige Bewältigungsstufe		Hohe Bewältigungsstufe		X^2	P-Wert
		Nein	%	Nein	%	Nein	%		
Alter									
50 ≤ 60 Jahr	182	75	50.0%	64	65.3%	43	82.7%	44.17	<0.001**
60 > 70 Jahre	102	74	49.3%	22	22.4%	6	11.5%		
> 70 Jahre	16	1	0.7%	12	12.2%	3	5.8%		
Bildungsniveau									
Nicht lesen und schreiben	58	42	28.0%	12	12.2%	4	7.7%	78.74	<0.001**
Lesen und Schreiben	30	0	0.0%	10	10.2%	20	38.5%		
Grundschulbildung	60	22	14.7%	27	27.6%	11	21.2%		
Mittlere Reife	152	86	57.3%	49	50.0%	17	32.7%		
Beruflicher Status									
Funktioniert nicht	89	42	28.0%	22	22.4%	25	48.1%	21.93	<0.001**
freies Geschäft	59	22	14.7%	27	27.6%	10	19.2%		
Staatliche Stelle	110	66	44.0%	30	30.6%	14	26.9%		
Im Ruhestand	42	20	13.3%	19	19.4%	3	5.8%		
Familienstand									
Verheiratet	211	90	60.0%	74	75.5%	48	92.3%	21.09	<0.001**
Witwe	89	60	40.0%	24	24.5%	4	7.7%		

Aufenthaltsort									
Ländlich	181	102	68.0%	51	52.0%	28	53.8%	7.41	<0.05*
Urban	119	48	32.0%	47	48.0%	24	46.2%		
Monatliches Einkommen									
Angemessen	144	60	40.0%	49	50.0%	35	67.3%	11.77	<0.05*
Unzureichend	156	90	60.0%	49	50.0%	17	32.7%		

* Statistisch signifikant bei p≤0,05
** Hochgradig statistisch signifikant bei p≤0,01

Tabelle (12) zeigt, dass es einen statistisch signifikanten Unterschied zwischen dem Grad der Schmerzbewältigung älterer Frauen und ihrem Alter, Bildungsniveau, Berufsstatus und Familienstand gab. Es gab auch einen statistisch signifikanten Unterschied zwischen dem Grad der Schmerzbewältigung älterer Frauen und ihrem monatlichen Einkommen und ihrem Wohnort.

Tabelle (13): Korrelation zwischen der Katz-Skala für ADL, der visuellen Analogskala und dem Schmerzbewältigungsinventar.

Variablen	Inventar zur Schmerzbewältigung	
	r	p-value
Katz-Skala für ADL	0.109	0.059*
Visuelle Analogskala	- 0.280	0.000**

r Pearson-Korrelation
* Statistisch signifikant bei p≤0,05
** Hochgradig statistisch signifikant bei p≤0,01

Tabelle (13) zeigt, dass es eine starke negative Korrelation zwischen dem Gesamtinventar zur Schmerzbewältigung und der visuellen Analogskala und zwischen der Katz-Skala für ADL und der visuellen

Analogskala gab. Zwischen der Katz-Skala für ADL und dem Schmerzbewältigungsinventar bestand hingegen eine positive Korrelation.

Diskussion

Osteoarthritis (OA) ist eine chronische, autoimmune, systemische Bindegewebserkrankung, die durch fortschreitende Synovitis in symmetrischen Gelenken gekennzeichnet ist und zu schweren Behinderungen und vorzeitiger Sterblichkeit führt. Die schwerwiegendsten Auswirkungen der rheumatoiden Arthritis (OA) sind der Verlust der körperlichen Funktion und chronische Schmerzen, die sich auf verschiedene Bereiche der Existenz des Betroffenen auswirken können. Menschen mit OA haben vor allem bei den körperlichen Funktionen deutlich schlechtere Ergebnisse. OA hat jedoch auch große Auswirkungen auf andere Bereiche des menschlichen Lebens, z. B. auf soziale Beziehungen, das Familienleben und das psychische Wohlbefinden *(Stanisławski, 2019)*.

Jüngste Forschungsarbeiten haben gezeigt, dass es immer mehr Belege für die Rolle von Krankenschwestern bei der Behandlung von Patienten mit chronisch entzündlicher Arthritis gibt. Gesundheits- und Krankenpfleger helfen Patienten mit OA dabei, das Ziel einer Remission oder einer geringen Krankheitsaktivität zu erreichen. Auf der Grundlage der individuellen Bedürfnisse des Patienten ermutigen und unterstützen sie den Patienten bei der Einführung von Gesundheitsverhalten und Aktivitäten, die Ruhe und Bewegung fördern, Stress reduzieren und die Unabhängigkeit fördern *(Shamekh et al., 2022)*. Ziel der aktuellen Studie war es also, die Bewältigungsstrategien älterer Frauen, die an Kniearthrose (OA) leiden, in der Stadt Beni-Suef zu untersuchen.

Was die personellen Merkmale der untersuchten Frauen anbelangt, so ergab die vorliegende Studie, dass mehr als die Hälfte der untersuchten älteren Frauen zwischen 65 und 70 Jahre alt waren, mit einem Durchschnittsalter von 69,8 Jahren, und in ländlichen Gebieten lebten, fast ein Drittel von ihnen einen staatlichen Job hatte und mehr als zwei Drittel von ihnen verheiratet waren. Diese Ergebnisse decken sich mit denen von *Abdelaleem et al. (2018)*, die feststellten, dass die Mehrheit der Patienten zwischen 50 und 70 Jahre alt und verheiratet war. Andererseits stimmen die Ergebnisse der vorliegenden Studie nicht mit *Östlind et al. (2022) überein*, die hinzufügten, dass die Mehrheit der untersuchten Stichprobe in städtischen Gebieten lebte und berufstätig war.

Was das Bildungsniveau der untersuchten Frauen betrifft, so ergab die vorliegende Studie, dass fast die Hälfte der untersuchten

Frauen einen Sekundarschulabschluss hatte. Diese Studienergebnisse stehen im Widerspruch zu *Jormand et al. (2022)*, die angaben, dass mehr als die Hälfte der untersuchten Stichprobe nicht gebildet war.

Was die Ehrlichkeit der OA bei den untersuchten Frauen betrifft, so ergab die vorliegende Studie, dass mehr als ein Drittel der untersuchten älteren Frauen seit ≥ 5 Jahren Probleme mit dem Kniegelenk hatte. Diese Ergebnisse stimmen mit denen von *Jaiswal et al. (2021)* überein, die angaben, dass fast die Hälfte der untersuchten Stichprobe seit 5 Jahren an einer rheumatoiden Arthritis erkrankt war.

In Bezug auf die Anamnese der Arthritis bei den untersuchten Frauen wiesen die Ergebnisse der vorliegenden Studie darauf hin, dass mehr als die Hälfte der untersuchten Frauen Kniegelenksprobleme in zwei Knien hatten, die Mehrheit von ihnen hatte Schmerzen, die regelmäßig an Intensität zunahmen. Diese Ergebnisse stehen im Einklang mit *Saffari et al. (2018)*, die feststellten, dass zu den Hauptsymptomen, die OA charakterisieren, anhaltende Schmerzen, Schwellungen, Gelenkverformungen, Morgensteifigkeit und allgemeine Müdigkeit gehören.

Was die Auswirkungen von OA-Erkrankungen auf das körperliche Wohlbefinden betrifft, so zeigten die Ergebnisse der vorliegenden Studie, dass die überwiegende Mehrheit der untersuchten Frauen eine Behinderung hatte und nicht an Aktivitäten teilnahm, Müdigkeit und Schlaflosigkeit. Diese Ergebnisse könnten damit zusammenhängen, dass die rheumatoide Arthritis als chronische systemische Autoimmunerkrankung vor allem die Synovialgelenke betrifft und Entzündungen (Synovitis), Gelenkerosion und Knorpelschäden verursacht. Dies führt bei vielen Patienten zu einem eingeschränkten Funktionsstatus und zu Behinderungen. OA kann sich auch als extra-artikuläre Erkrankung manifestieren

Diese Ergebnisse stimmen mit denen von *Mirzaei et al. (2017)* überein, die hinzufügten, dass rheumatoide Arthritis die meisten Organe des Körpers beeinträchtigen kann, was zu einer höheren Sterblichkeits- und Krankheitsrate führt. *Jeihooni et al. (2021) fügten* hinzu, dass die rheumatoide Arthritis für einen deutlichen Rückgang der körperlichen Aktivität verantwortlich ist, und kamen zu dem Schluss, dass körperliche Aktivität bei Patienten mit rheumatoider Arthritis viele Vorteile bietet und in großem Umfang durchgeführt werden sollte. Die Förderung der körperlichen Aktivität sollte zu den Zielen der therapeutischen Patientenaufklärung bei OA gehören.

Was die Müdigkeit als körperliche Auswirkung der OA bei den untersuchten Frauen betrifft, so zeigten die Ergebnisse der vorliegenden Studie, dass die große Mehrheit der untersuchten Frauen an Müdigkeit litt. Diese Ergebnisse könnten damit zusammenhängen, dass IL-6 die HPA-Achse aktiviert, ohne dass eine kompensierte Produktion von Cortisol erfolgt, was zu Müdigkeit führt. Die Ätiologie der Müdigkeit bei RA wurde weitgehend durch die Wirkung von Zytokinen erklärt (***Mueller et al., 2021)***. Darüber hinaus stimmen diese Ergebnisse mit denen von ***Pope, (2020)*** überein, der berichtete, dass Müdigkeit bei allen rheumatischen und muskuloskelettalen Erkrankungen (RMDs) verbreitet ist, wobei 41-80 der Patienten mit rheumatoider Arthritis (OA) über signifikante Müdigkeit berichten. Außerdem gaben ***El-Sayed & Hassanein (2021)*** an, dass die Prävalenz von Müdigkeit bei Frauen mit Osteoarthritis bzw. Fibromyalgie zwischen 40 % und 76 % und bei denen mit axialer Spondyloarthritis zwischen 60 % und 74 % liegt.

Schlafstörungen sind bei Patienten mit chronischen Krankheiten wie Osteoarthritis Arthritis (OA) weit verbreitet. Dieser Befund könnte darauf zurückzuführen sein, dass eine schlechte Schlafqualität bei Patienten mit rheumatischen Erkrankungen in hohem Maße mit

Schmerzen, Stimmung, Müdigkeit, Stress und Krankheitsaktivität assoziiert ist. Bei RA wurden verschiedene primäre Schlafstörungen beobachtet, darunter eine hohe Prävalenz von obstruktiver Schlafapnoe, Schlaflosigkeit und das Syndrom der unruhigen Beine *(Shamekh et al., 2022)*. Diese Ergebnisse stimmen mit denen von *Östlind et al. (2022) überein*, die feststellten, dass die Häufigkeit von Schlafstörungen bei 100 RA-Patienten 72% beträgt. In jüngerer Zeit führten *Abdelaleem et al. (2018)* eine Umfrage unter 305 Patienten durch und kamen zu dem Schluss, dass eine schlechte Kontrolle der OA mit einer Verringerung der Schlafqualität einhergeht, was wahrscheinlich durch schmerzbedingte Erregungen erklärt wird.

Aufgrund der ständigen Schmerzen und der fortschreitenden Behinderung können Menschen, die von Arthrose betroffen sind, auch unter negativen psychologischen Folgen der Krankheit leiden, wie Stimmungsschwankungen, Depressionen und Angstzuständen. Was die Auswirkungen der OA auf die psychische Gesundheit der untersuchten Frauen betrifft, so ergab die vorliegende Studie, dass die Mehrheit der untersuchten Frauen angab, dass die OA-Erkrankung ihren psychologischen Status sehr negativ beeinflusst. Diese Ergebnisse könnten damit zusammenhängen, dass viele psychosoziale

Faktoren bei OA eine Rolle spielen, da die Krankheit chronisch und fortschreitend ist. Die derzeitigen Behandlungen können das Fortschreiten der Krankheit verlangsamen, aber es gibt keine Heilung für RA.

Diese Ergebnisse stimmen mit denen von *Saffari et al. (2018)* überein, die hinzufügten, dass viele OA-Patienten durch ihre eingeschränkte Mobilität, zunehmende Behinderung und geringere Unabhängigkeit gestresst sind. Depressionssymptome, Arbeitsplatzverlust, wirtschaftliche Schwierigkeiten, soziale und Beziehungsprobleme und Veränderungen im Beziehungsstatus sind bei Menschen mit RA häufig *Jeihooni et al. (2021)*.

In Bezug auf die Auswirkungen der OA auf die soziale Gesundheit der untersuchten Frauen ergab die vorliegende Studie, dass die Mehrheit der untersuchten Frauen angab, dass die OA-Erkrankung ihren sozialen Status sehr negativ beeinflusst. Diese Ergebnisse könnten damit zusammenhängen, dass OA die Ursache für Einschränkungen bei der Teilnahme an der Arbeit oder an gesellschaftlichen Veranstaltungen, für Schwierigkeiten bei der Bewältigung von Aktivitäten des täglichen Lebens und bei der

Erfüllung von geschlechtsspezifischen, kulturellen, familiären Rollen und Identitäten sein kann.

Diese Ergebnisse stimmen mit denen von *Srour & Saad (2022)* überein, die darlegten, dass sich OA negativ auf die soziale Dimension der untersuchten Stichprobe auswirkt, da der Verlust der Identität und der Verlust der Unabhängigkeit durch die Abhängigkeit von anderen bei der Erledigung der täglichen Aufgaben verursacht wird, was zu Schuld- und Schamgefühlen führen kann. Darüber hinaus verglichen Forscher in den Niederlanden OA-Patienten mit solchen ohne OA, um festzustellen, ob die eingeschränkte Teilhabe und die Abhängigkeit von anderen zu Schuld- und Schamgefühlen führt *Jormand et al., (2022)*.

Schmerzen bei OA können unabhängig von einer Gelenkschädigung sein und sogar vor dem Auftreten lokaler Entzündungen und Schwellungen in der Synovialis auftreten. OA-Patienten mit einem höheren Grad an Schmerzen berichteten über eine stärkere Beeinträchtigung der Lebensqualität *Arslan et al. (2019)*.

Die Ergebnisse der vorliegenden Studie zeigten, dass die Intensität der Arthritisschmerzen von mäßig bis stark variiert und dass mehr als zwei Drittel der untersuchten Frauen eine starke Schmerzintensität aufwiesen. Darüber hinaus unterstreicht ein Bericht der Weltgesundheitsorganisation (WHO) den starken Zusammenhang zwischen schmerzhaften Muskel-Skelett-Erkrankungen und verminderter körperlicher Aktivität, Funktionsfähigkeit und Wohlbefinden *(Chen et al., (2019))*. Diese Ergebnisse stimmen mit denen von *Driban et al. (2020) überein*, die hinzufügten, dass die Mehrheit der untersuchten Frauen einen schweren Grad an Schmerzen hatte

Was die Auswirkungen der OA auf die Unabhängigkeit der untersuchten älteren Frauen bei den Aktivitäten des täglichen Lebens betrifft, so ergab die vorliegende Studie, dass fast die Hälfte der untersuchten Frauen im Allgemeinen eine mäßige Funktionseinschränkung hatte. Darüber hinaus ist fast die Hälfte der untersuchten Frauen beim Anziehen unabhängig (und benötigt Beaufsichtigung, Anleitung und persönliche Hilfe oder vollständige Pflege). Diese Ergebnisse können darauf zurückzuführen sein, dass Müdigkeit einen erheblichen Einfluss auf die täglichen Lebensaktivitäten und die allgemeine Lebensqualität der Patienten haben kann *Clynes et al. (2019)*. Sie wird häufig als einer der schwierigsten Aspekte chronisch rheumatischer Erkrankungen bezeichnet. Die Ursachen für Müdigkeit scheinen bei Arthritis multifaktoriell zu sein. Die Krankheitsaktivität spielt eine Rolle, aber zusätzliche Faktoren wie psychische Belastung und Behandlungen können weitere Ursachen für Müdigkeit sein *Katz, (2017)*.

Die Behandlungsstrategien für OA wurden in den letzten 20 Jahren durch eine frühzeitige Diagnose, den rechtzeitigen Einsatz von krankheitsmodifizierenden Antirheumatika (DMARDs) und die Einführung neuer und wirksamer "biologischer Wirkstoffe" drastisch reformiert, was alles zu einer geringeren Krankheitsaktivität und weniger gemeldeten Behinderungen geführt hat. Trotz dieser neuen Behandlungsstrategien werden jedoch immer noch Behinderungen gemeldet, was auf die Notwendigkeit weiterer nicht pharmakologischer multiprofessioneller Interventionen zur Ergänzung der Medikation hinweist *Lucić & Grazio, (2018)*.

In Bezug auf die Behandlung der Schmerzen bei rheumatoider Arthritis ergab die vorliegende Studie, dass der höchste Prozentsatz der untersuchten Frauen eine Injektion zur Behandlung erhielt und die Hälfte von ihnen auch eine Physiotherapie zur Behandlung der rheumatoiden Arthritis. Diese Ergebnisse liegen auf einer Linie mit *Viswas et al. (2021)*, die hinzufügten, dass pharmakologische Interventionen bei rheumatischen Erkrankungen eine begrenzte Wirkung auf die Müdigkeit haben und weitere Behandlungen erforderlich sind.

Es gibt zwei Arten der Bewältigung: a) "aktive Bewältigung" (Strategien zur Schmerzkontrolle oder zum Funktionieren trotz Schmerzen) versus "passive Bewältigung" (Rückzug und Aufgabe der Kontrolle über den Schmerz); b) "Annäherung" (Strategien der Auseinandersetzung mit dem Schmerz oder seinen Ursachen) versus "Vermeidung" (Strategien der Abwendung vom Schmerz) *Stanisławski, (2019)*.

Hinsichtlich der Strategien, die von den untersuchten Frauen in der aktuellen Studie angewandt werden, ergab die vorliegende Studie, dass die untersuchten Frauen verschiedene Strategien zur Bewältigung von Arthritisschmerzen anwenden, darunter sowohl positive als auch negative Anpassungsstrategien; zu den positiven Anpassungsstrategien gehören Schmerzumwandlung, Ablenkung und Verringerung der Nachfrage. Das Ergebnis der aktuellen Studie zeigt, dass Ablenkung eine der am häufigsten genutzten

Bewältigungsstrategien der untersuchten Frauen war. Diese Ergebnisse stimmen mit denen von *Janiszewska et al. (2020) überein, die* in ihrer Studie "Evaluierung von Bewältigungsstrategien bei Frauen mit rheumatoider Arthritis" feststellten, dass die Strategie der Ablenkung bei der Schmerzbewältigung von den untersuchten Patientinnen mit rheumatoider Arthritis am häufigsten eingesetzt wurde.

Darüber hinaus war die Schmerzverarbeitung die zweite positive Anpassungsstrategie, die von den untersuchten Frauen angewandt wurde. Fast 50 % von ihnen nutzten sie manchmal sehr oft und fast immer. Dieses Ergebnis wurde von *Santos et al. (2020)* unterstützt, die darauf hinwiesen, dass die Schmerzverarbeitung eine der effektivsten Schmerzbewältigungsstrategien ist, die von Patienten mit rheumatoider Arthritis angewandt wird.

Was die Anwendung passiver Bewältigungsstrategien durch die untersuchten Frauen betrifft, so zeigten die Ergebnisse der vorliegenden Studie, dass die passive Bewältigungsstrategie des Ausruhens von mehr als der Hälfte der untersuchten Frauen bevorzugt wurde. Dies könnte darauf zurückzuführen sein, dass sie sich aufgrund der durch die Physiologie der rheumatoiden Arthritis verursachten körperlichen Behinderung fast immer nicht körperlich anstrengen. Diese Ergebnisse stimmen mit denen von **Martinec et al. (2019) überein**, die hinzufügten, dass die untersuchten Patienten mit rheumatoider Arthritis es vorzogen, sich auszuruhen, um eine Zunahme der Schmerzintensität zu vermeiden.

Retreat ist eine Methode der integrativen Medizin, die nicht nur bei chronischen Schmerzen hilfreich sein kann, sondern auch bei den damit verbundenen Depressionen und Ängsten, die mit der Erkrankung einhergehen. Darüber hinaus kann sie die mit chronischen Schmerzen verbundenen kognitiven Defizite verbessern. Jüngste Forschungsergebnisse der Stanford University deuten darauf hin, dass Rückzug und Atemübungen die Lösung für die Überwindung der Opioid-Krise sein könnten.

Darüber hinaus war der Rückzug die zweithäufigste passive Bewältigungsstrategie der untersuchten Frauen, da sich fast die Hälfte von ihnen fast immer in eine ruhige Umgebung zurückzieht. Das Ergebnis der aktuellen Studie deckt sich mit dem von **Clynes et al. (2019)**, die hinzufügten, dass Patienten mit OA eine unmittelbare

Versorgung bei mehreren traditionellen Anbietern mit einer breiten Palette von Produkten und Dienstleistungen ohne Gatekeeping suchen. Die größte Sorge, die von den Ärzten geäußert wurde, war der Rückzug einer ruhigen Umgebung als Sicherheit und Wirksamkeit der traditionellen Behandlungen.

Was den Zusammenhang zwischen dem Grad der Selbstständigkeit der untersuchten Frauen bei den Aktivitäten des täglichen Lebens und ihren personellen Merkmalen, einschließlich "Alter und Wohnort", betrifft, so gab es einen hochgradig statistisch signifikanten Unterschied zwischen dem Grad der Selbstständigkeit der älteren Frauen bei den Aktivitäten des täglichen Lebens und ihrem Bildungsniveau und ihrem beruflichen Status. Dies stimmt mit *Lazaridou et al. (2018)* überein, die feststellten, dass ein statistisch signifikanter Zusammenhang zwischen dem Grad der Selbstständigkeit der Patienten bei den Aktivitäten des täglichen Lebens und ihrem Alter, ihrem Wohnort, ihrem Bildungsniveau, ihrem Geschlecht und ihrem beruflichen Status bestand.

Hinsichtlich des Zusammenhangs zwischen dem Schmerzniveau der untersuchten Frauen und ihren persönlichen

Merkmalen, einschließlich der persönlichen Merkmale, zeigt sich, dass es statistisch signifikante Unterschiede zwischen dem Schmerzniveau älterer Frauen und ihrem Alter und Monatseinkommen gab. Zwischen dem Schmerzniveau älterer Frauen und ihrem Bildungsniveau, ihrem beruflichen Status, ihrem Familienstand und ihrem Wohnort gab es hingegen statistisch hoch signifikante Unterschiede. Diese Ergebnisse stimmen mit denen von *Aiyegbusi et al. (2019)* überein, die einen signifikanten Zusammenhang zwischen den Schmerzen bei rheumatoider Arthritis in der untersuchten Stichprobe und ihren persönlichen Merkmalen ($p<0,05$) feststellten.

In Bezug auf die Beziehung zwischen dem Bewältigungsniveau der untersuchten Frauen und ihren personellen Merkmalen zeigt sich, dass es einen hochgradig statistisch signifikanten Zusammenhang zwischen dem Bewältigungsniveau älterer Frauen mit Schmerzen und ihrem Alter, Bildungsniveau, beruflichen Status und Familienstand gab. Es gab jedoch einen statistisch signifikanten Unterschied zwischen dem Grad der Schmerzbewältigung älterer Frauen und ihrem monatlichen Einkommen sowie ihrem Wohnort. Die Ergebnisse der vorliegenden Studie werden von *Allen et al. (2019) unterstützt*, die darauf hinweisen, dass ein signifikanter Zusammenhang zwischen dem Alter und dem Bildungsniveau der untersuchten Stichprobe und dem Grad der Nutzung aktiver Bewältigungsstrategien besteht.

Was die Korrelation zwischen dem Schmerzniveau und den aktiven und passiven Bewältigungsstrategien betrifft, so zeigten die Ergebnisse der vorliegenden Studie, dass ein signifikanter positiver Zusammenhang zwischen dem Schmerzniveau und den negativen Bewältigungsstrategien bestand, d.h. je größer die negative Bewältigung, desto größer das Schmerzniveau. Diese Ergebnisse stimmen mit denen von **_Driban et al. (2020) überein_**, die hinzufügten, dass passives Coping mit stärkeren Schmerzen und Behinderungsdepressionen verbunden ist, während aktives Coping mit weniger Schmerzen und Behinderungsdepressionen verbunden ist.

Fazit

Aus den Ergebnissen der vorliegenden Studie lässt sich schließen, dass:

Die aktiven Bewältigungsstrategien, die von den untersuchten Frauen am häufigsten angewandt wurden, waren Ablenkung und Schmerzverarbeitung. Bei den passiven Bewältigungsstrategien, die von den Frauen angewandt wurden, waren Ruhe und Rückzug die am häufigsten genutzten. Darüber hinaus gab es einen signifikanten Zusammenhang zwischen den personellen Merkmalen der untersuchten Frauen und ihrer körperlichen Behinderung, den Schmerzen der rheumatoiden Arthritis und dem Gesamtscore ihrer Bewältigung. Darüber hinaus bestand ein starker negativer Zusammenhang zwischen dem Gesamtinventar zur Schmerzbewältigung und der visuellen Analogskala sowie zwischen der Katz-Skala für ADL und der visuellen Analogskala. Dagegen bestand eine positive Korrelation zwischen der Katz-Skala für ADL und dem Schmerzbewältigungsinventar.

Empfehlung

Auf der Grundlage der Ergebnisse der vorliegenden Studie kann Folgendes empfohlen werden:

- Regelmäßige Untersuchung älterer Frauen mit Osteoarthritis im Universitätskrankenhaus Beni-Suef.

- Hilfe für ältere Frauen mit Osteoarthritis zur Verbesserung der Bewältigungsstrategien im Universitätskrankenhaus Beni-Suef.

- Entwicklung einer vereinfachten, illustrierten und umfassenden arabischen Broschüre mit Informationen über Osteoarthritis, deren Therapie und Bewältigungsstrategien.

- Gesundheitserziehung durch die Massenmedien über den Umgang mit Arthrose.

- Erhöhung des öffentlichen Bewusstseins über die Wirksamkeit und Verträglichkeit des Copings bei der Verringerung von Schmerzen und Komplikationen bei Osteoarthritis durch gezielte Programme für Personen in der Gemeinschaft.

- Weitere Studien sollten in verschiedenen Umgebungen durchgeführt werden.

Zusammenfassung

Osteoarthritis (OA) ist eine der häufigsten Gelenkerkrankungen auf der ganzen Welt und betrifft 50% oder mehr der älteren Menschen. Bei 10 % der Frauen über 60 Jahren beeinträchtigt sie die Knie und ist die Hauptursache für Schmerzen, Behinderung und Beeinträchtigung der Lebensqualität bei älteren Frauen *(Aweid et al., 2018)*.

Arthrose im Knie ist sehr häufig. 12,4 Millionen (33,6 %) Erwachsene über 65 Jahre sind davon betroffen. Interessanterweise sind Frauen von Arthrose im Knie stärker betroffen und belastet als Männer. Studien haben gezeigt, dass Arthrose bei Frauen anders ausgeprägt ist als bei Männern und bestimmte Bereiche des Knies überproportional betreffen kann. Zusätzlich zu dem betroffenen anatomischen Bereich treten Frauen im Vergleich zu Männern in der Regel in fortgeschritteneren Stadien auf, haben ein anderes Gangbild und berichten über mehr Schmerzen und Behinderungen *(Allen et al., 2019)*.

Das Ziel der Studie:

Ziel der aktuellen Studie ist es, die Bewältigungsstrategien älterer Frauen, die an Kniearthrose (OA) leiden, in der Stadt Beni-Suef zu untersuchen.

Forschungsfrage:

Um das Ziel dieser Studie zu erreichen, wurden die folgenden Forschungsfragen formuliert:

Welche Bewältigungsstrategien wenden ältere Frauen in der Stadt Beni-Suef an, die unter Schmerzen durch Kniearthrose leiden?

Umgebung der Forschung

Die aktuelle Studie wurde im Universitätskrankenhaus Beni Suef in der orthopädischen Ambulanz und der Physiotherapieabteilung durchgeführt.

Themen

Es wurde eine konsekutive Stichprobentechnik angewandt, um ältere Frauen gemäß den Eignungskriterien zu rekrutieren. Die geschätzte Stichprobengröße beträgt 278 Personen. Diese Zahl wurde auf 300 erhöht, um eine Antwortausfallquote von etwa 10% zu vermeiden.

Einschlusskriterien:

✓ Ältere Menschen (Alter ≥65 Jahre)

✓ Seit mindestens einem Jahr wird eine Kniearthrose (OA) diagnostiziert. Dies wird durch eine Überprüfung der Krankenakte oder einen medizinischen Bericht und eine Anamnese bestätigt.

Ausschlusskriterien:

✓ Kognitive Beeinträchtigung

✓ Lebensbedrohliche oder funktionell stark einschränkende Gesundheitsprobleme außer OA (z. B. Krebs, chronisch obstruktive Lungenerkrankung COPD usw.).

Tools für die Datenerfassung

Für die Datenerhebung in der aktuellen Studie wurden vier Instrumente verwendet.

Instrument (1) Fragebogen zur Befragung: Er wurde von der Forscherin entwickelt und besteht aus 2 Teilen: -

Teil I: Demografische Daten: Dieser Teil befasste sich mit den demografischen Merkmalen älterer Frauen, wie z.B. Alter, Bildungsstand, beruflicher Status, Familienstand und Wohnort.

Teil II: Anamnese der Kniearthrose: Ziel war es, die aktuelle Krankengeschichte der Patienten in Bezug auf die Kniearthrose zu erfassen.

Werkzeug (2): Katz-Skala: Ziel war es, die Unabhängigkeit älterer Frauen mit Kniearthrose bei Aktivitäten des täglichen Lebens (ADL) zu beurteilen.

Werkzeug(3): Visuelle Analogskala (VAS): Sie diente dazu, die Schmerzintensität bei älteren Frauen mit Kniearthrose zu beurteilen.

Instrument(4) : Pain Coping Inventory (PCI): Es diente der Bewertung der Bewältigungsstrategien im Umgang mit OA-Schmerzen bei älteren Frauen mit Kniearthrose.

Die vorliegende Studie ergab die folgenden Hauptergebnisse:

- Die Ergebnisse der vorliegenden Studie zeigen, dass mehr als die Hälfte (60,7%) der untersuchten älteren Frauen im Alter von 65 <70 Jahren mit einem Mittelwert ± SD (69,8±4,71) waren, (50,7%) von ihnen hatten eine mittlere Ausbildung, (36,7%) von ihnen hatten einen staatlichen Job, (70,3%) der untersuchten älteren Frauen waren verheiratet und (60,3%) von ihnen lebten in ländlichen Gebieten.

- Mehr als ein Drittel (47,7%, 49,3%) der untersuchten älteren Frauen hatte eine volle Funktionsfähigkeit und mäßige Funktionseinschränkungen. Während (3%) von ihnen eine schwere Funktionseinschränkung hatten.

- Mehr als zwei Drittel (70%) der untersuchten älteren Frauen hatten starke Schmerzen und (30%) von ihnen hatten moderate Schmerzen.

- Mehr als zwei Drittel (83,7%) der untersuchten älteren Frauen hatten ein niedriges Bewältigungsniveau in Bezug auf die Reduzierung von Anforderungen, (50,3%) ein mittleres Bewältigungsniveau in Bezug auf Ablenkung und (35,4%) ein hohes Bewältigungsniveau in Bezug auf Ruhebewältigung.

- Mehr als zwei Drittel (50,0%) der untersuchten älteren Frauen hatten eine niedrige Bewältigungsstufe, (32,7%) eine mittlere Bewältigungsstufe und nur (17,3%) eine hohe Bewältigungsstufe.

- Was die Korrelation zwischen den Variablen betrifft, so gab es eine starke negative Korrelation zwischen dem Gesamtinventar zur Schmerzbewältigung und der visuellen Analogskala sowie zwischen der Katz-Skala für ADL und der visuellen Analogskala. Zwischen der Katz-Skala für ADL und dem Schmerzbewältigungsinventar bestand hingegen eine positive Korrelation.

Fazit

Aus den Ergebnissen der aktuellen Studie lässt sich schließen, dass:

Die aktiven Bewältigungsstrategien, die von den untersuchten Frauen am häufigsten angewandt wurden, waren Ablenkung und Schmerzverarbeitung. Bei den passiven Bewältigungsstrategien, die von den Frauen angewandt wurden, waren Ruhe und Rückzug die am häufigsten genutzten. Darüber hinaus gab es einen signifikanten Zusammenhang zwischen den personellen Merkmalen der untersuchten Frauen und ihrer körperlichen Behinderung, den Schmerzen der rheumatoiden Arthritis und dem Gesamtscore ihrer Bewältigung. Darüber hinaus bestand ein starker negativer Zusammenhang zwischen dem Gesamtinventar zur Schmerzbewältigung und der visuellen Analogskala sowie zwischen der Katz-Skala für ADL und der visuellen Analogskala. Dagegen bestand eine positive Korrelation zwischen der Katz-Skala für ADL und dem Schmerzbewältigungsinventar.

Empfehlung

Die wichtigsten Empfehlungen, die aus den Ergebnissen der Studie abgeleitet wurden, waren:

- Regelmäßige Untersuchung älterer Frauen mit Osteoarthritis im Universitätskrankenhaus Beni-Suef.
- Hilfe für ältere Frauen mit Osteoarthritis zur Verbesserung der Bewältigungsstrategien im Universitätskrankenhaus Beni-Suef.

- Entwicklung einer vereinfachten, illustrierten und umfassenden arabischen Broschüre mit Informationen über Osteoarthritis, deren Therapie und Bewältigungsstrategien.
- Gesundheitserziehung durch die Massenmedien über den Umgang mit Arthrose.
- Erhöhung des öffentlichen Bewusstseins über die Wirksamkeit und Verträglichkeit des Copings bei der Verringerung von Schmerzen und Komplikationen bei Osteoarthritis durch gezielte Programme für Personen in der Gemeinschaft.
- Weitere Studien sollten in verschiedenen Umgebungen durchgeführt werden.

Referenzen

Abdelaleem, E. A., und Rizk, Y. M. (2018): Gesundheitsbezogene Lebensqualität bei ägyptischen Patienten mit Knie-Osteoarthritis: Korrelation mit leistungsbezogenen Maßen. Egypt Rheumatol Rehabil 45(3), 94-99.

Abdel-Aziz, M. A., Ahmed, H. M., El-Nekeety, A. A., und Abdel-Wahhab, M. A. (2021): Komplikationen der Osteoarthritis und die neuesten therapeutischen Ansätze. Inflammopharmakologie, 29(6), 1653-1667.

Afzali, T., Fangel, M. V., Vestergaard, A. S., Rathleff, M. S., Ehlers, L. H., and Jensen, M. B. (2018): Kosteneffektivität von Behandlungen für nicht-osteoarthritische Knieschmerzzustände: A systematic review. PLOS ONE, 13(12), 240-290.

Ahn, J. H., Patel, N. A., Lin, C. C., und Lee, T. Q. (2019): Das anterolaterale Band des Kniegelenks: Ein Überblick über die Anatomie, Biomechanik und die anterolaterale Bandchirurgie. Knee Surgery & Related Research, 31(1), 69-76.

Aiyegbusi, A., Ishola, T., und Akinbo, S. (2019): Schmerzbewältigungsstrategien mit funktioneller Behinderung und Lebensqualität bei Patienten mit Kniearthrose in Lagos, Nigeria. Journal of Applied Sciences and Environmental Management, 22(12), 1931-1945.

Åkesson, K. S., Sundén, A., Stigmar, K., Fagerström, C., Pawlikowska, T., und Ekvall Hansson, E. (2022): Enablement und Empowerment bei Patienten, die an einem unterstützten Osteoarthritis-Selbstmanagementprogramm teilnehmen - eine prospektive Beobachtungsstudie. BMC Musculoskeletal Disorders, 23(1), 298-304.

Allen, K. D., Somers, T. J., Campbell, L. C., Arbeeva, L., Coffman, C. J., Cené, C. W., und Keefe, F. J. (2019): Schmerzbewältigungstraining für Afroamerikaner mit Osteoarthritis: Results of a randomized controlled trial. Pain, 160(6), 1297-1307.

Almhdie, I, A., Lespessailles, E., und Toumi, H. (2021): Analyse der trabekulären Knochentextur von konventionellen Röntgenbildern zur Vorhersage des Risikos eines totalen Knieersatzes: Daten aus der Osteoarthritis-Initiative-Kohorte. Arthrose und Knorpel, 29 (65), 198-211.

Alrushud, A. S., Rushton, A. B., Bhogal, G., Pressdee, F., und Greig, C. A. (2018): Wirkung eines kombinierten Programms aus Ernährungseinschränkung und körperlicher Aktivität auf die körperliche Funktion und die Körperzusammensetzung von fettleibigen Erwachsenen mittleren Alters und älteren Erwachsenen mit Knie-OA (DRPA): Protokoll für eine Machbarkeitsstudie. BMJ Open, 8(12), 1021-1031.

Amarya, S., Singh, K., und Sabharwal, M. (2018): Alterungsprozess und physiologische Veränderungen. Gerontology. 9(3),387-391.

Anan, I., Bång, J., Lundgren, H., Wixner, J., and Westermark, P. (2019): Ein Fallbericht über Osteoarthritis im Zusammenhang mit der hereditären Transthyretin-Amyloidose ATTRV30M. Amyloid, 26(1), 29-30.

Arslan, D. E., Kutlutürkan, S., und Korkmaz, M. (2019): Die Wirkung der Aromatherapie-Massage auf Knieschmerzen und den funktionellen Status bei Teilnehmern mit Osteoarthritis. Pain Management Nursing, 20(1), 62-69.

Aweid, O., Haider, Z., Saed, A., und Kalairajah, Y. (2018): Behandlungsmodalitäten für Hüft- und Kniearthrose: Eine systematische Überprüfung der Sicherheit. Journal of Orthopaedic Surgery, 26(3), 230-245.

Azzolino, D., Spolidoro, G. C., Saporiti, E., Luchetti, C., Agostoni, C., und Cesari, M. (2021): Muskuloskelettale Veränderungen über die Lebensspanne: Ernährung und der lebenslange Ansatz zur Prävention. Frontiers in Medicine, 8(4), 697-708.

Barrett, A. E., und Gumber, C. (2018): Sich alt fühlen, Körper und Seele: Die Wirkung von Erinnerungen an den alternden Körper auf die Altersidentität. The Journals of Gerontology: Series B, 75(3), 625-629.

Bastos, R., Mathias, M., Andrade, R., Bastos, R., Balduino, A., Schott, V., und Espregueira-Mendes, J. (2018): Intraartikuläre Injektionen von expandierten mesenchymalen Stammzellen mit und ohne Zusatz von plättchenreichem Plasma sind sicher und wirksam bei Kniearthrose. Kniechirurgie, Sporttraumatologie, Arthroskopie, 26(11), 3342-3350.

Biver, E., Berenbaum, F., Valdes, A. M., Araujo de Carvalho, I., Bindels, L. B., Brandi, M. L., and Rizzoli, R. (2019): Darmmikrobiota und Osteoarthritis-Management: Ein Expertenkonsens der Europäischen Gesellschaft für klinische und wirtschaftliche Aspekte von Osteoporose, Osteoarthritis und muskuloskelettalen Erkrankungen (ESCEO). Ageing Research Reviews, 55(16), 189-195.

Blakeney, W., Clément, J., Desmeules, F., Hagemeister, N., Rivière, C., und Vendittoli, P. (2018): Die kinematische Ausrichtung bei einer Knie-Totalendoprothese gibt das normale Gangbild besser wieder als die mechanische Ausrichtung. Kniechirurgie, Sporttraumatologie, Arthroskopie, 27(5), 1410-1417.

Bowman, S., Awad, M. E., Hamrick, M. W., Hunter, M., und Fulzele, S. (2018): Jüngste Fortschritte in der Hyaluronsäure-basierten Therapie bei Osteoarthritis. Klinische und Translationale Medizin, 7(1), 1165-1172.

Burns, D. (2018): Foundations of adult nursing (2nd ed.): London; SAGE Publications. PP: 172-176.

Carlson, B. (2022): Die Alterung der Muskeln. Muskelbiologie, 7(6), 163-184.

Cheng, C., und Woo, S. L. (2020): Frontiers in Orthopaedic Biomechanics. USA; Springer Nature, pp: 189-193, 200.

Chen, D., Shen, J., Zhao, W., Wang, T., Han, L., Hamilton, J. L., and Im, H. (2017): Osteoarthritis: Auf dem Weg zu einem umfassenden Verständnis des pathologischen Mechanismus. Bone Research, 5(1), 897-911.

Chen, H., Zheng, X., Huang, H., Liu, C., Wan, Q., and Shang, S. (2019): Die Auswirkungen einer häuslichen Bewegungsintervention auf ältere Patienten mit Kniearthrose: Eine quasi-experimentelle Studie. BMC Musculoskeletal Disorders, 20(1), 6-12.

Chen, M., Hu, J., McCoy, T. P., Letvak, S., und Ivanov, L. (2018): Wirkung einer lebensstilbasierten Intervention auf die gesundheitsbezogene Lebensqualität bei älteren Erwachsenen mit Bluthochdruck. Journal of Aging Research, 2018,18(45), 1-8.

Chow, Y. Y., und Chin, K. (2020): Die Rolle der Entzündung in der Pathogenese der Osteoarthritis. Mediators of Inflammation, 11(9), 1-19.

Chung, M. C., und Kennedy, B. K. (2020): Altern: Mechanismen, Maßnahmen und Interventionen. PROTEOMICS, 20(4), 5-6.

Clynes, M. A., Jameson, K. A., Edwards, M. H., Cooper, C., und Dennison, E. M. (2019): Auswirkungen von Osteoarthritis auf die Aktivitäten des täglichen Lebens: Does joint site matter? Aging Clinical and Experimental Research, 31(8), 1049-1056.

Collins, N., Hart, H., und Mills, K. (2019): Osteoarthritis Jahresrückblick 2018: Rehabilitation und Ergebnisse. Osteoarthritis and Cartilage, 27(3), 378-391.

Conaghan, P. G., Arden, N., Avouac, B., Migliore, A., und Rizzoli, R. (2019): Sicherheit von Paracetamol bei Osteoarthritis: What does the literature say? Drogen & Altern, 36(1), 7-14.

Cooper, K., und Gosnell, K. (2018): Adult health nursing E-Book. UK; Elsevier Health Sciences, pp: 815-817.

Cornelissen, D., De Kunder, S., Si, L., Reginster, J., Evers, S., und Hiligsmann, M. (2020): Interventionen zur Verbesserung der Adhärenz bei der Einnahme von Medikamenten gegen Osteoporose: Eine aktualisierte systematische Übersicht. Osteoporosis International, 31(9), 1645-1669.

Conrozier, T., und Lohse, T. (2022): Glucosamin zur Behandlung von Osteoarthritis: Was, wenn es wahr ist? Frontiers in Pharmacology, 13(19), 1-9.

Distefano, G., und Goodpaster, B. H. (2017): Auswirkungen von Bewegung und Alterung auf die Skelettmuskulatur. Cold Spring Harbor Perspectives in Medicine, 8(3), 96-105.

Driban, J. B., Bannuru, R. R., Eaton, C. B., Spector, T. D., Hart, D. J., McAlindon, T. E., and Arden, N. K. (2020): Die Inzidenz und die Merkmale der beschleunigten Kniearthrose bei Frauen: Die Chingford-Kohorte. BMC Musculoskeletal Disorders, 21(1), 320-328.

Elcock, K., Wright, W., Newcombe, P., und Everett, F. (2018): Essentials of nursing adults. UK; SAGE, pp:46-47.

El-Sayed, Z., und Hassanein, S. (2021): Wirkung von Pflegeanleitungen auf Müdigkeit und Schmerzen bei Kniearthrose. Egyptian Nursing Journal, 18(3), 141-149.

Farrugia-Bonello, R. (2021): Ältere Frauen und Agismus. Ältere Frauen und Wohlergehen, 19(4), 211-226.

Ferri, F. F. (2019): Ferri's klinischer Berater 2020: 5 Bücher in 1. Philadelphia; Elsevier, S:1003.

Ferri, F. F. (2020): Ferri's klinischer Berater 2020: 5 Bücher in 1. Philadelphia; Elsevier, S:1003-1005.

Fu, K., Robbins, S. R., und McDougall, J. J. (2017): Osteoarthritis: Die Entstehung von Schmerzen. Rheumatologie, 57(4), 43-50.

Glenn, M. (2019): Neue Grenzen in der orthopädischen Chirurgie. USA; Springer, pp: 194-296.

Greco, E. A., Pietschmann, P., und Migliaccio, S. (2019): Osteoporose und Sarkopenie verstärken das Frailty-Syndrom bei älteren Menschen. Frontiers in Endocrinology, 10(7), 1219-1223.

Gulanick, M., Gulanick, M., Myers, J. L., und Myersn, J. L. (2021): Pflegepläne: Diagnoses, interventions, and outcomes. Philadelphia; Elsevier Health Science. pp: 663-665.

Gustafson, J. A., Anderton, W., Sowa, G. A., Piva, S. R., und Farrokhi, S. (2019): Dynamische Kniegelenkssteifigkeit und kontralaterale Kniegelenksbelastung bei längerem Gehen bei Patienten mit unilateraler Kniearthrose. Gait & Posture, 68(1), 44-49.

Heikal, M, M. Y., Nazrun, A, S., Chua, K. H., und Norzana, A. G. (2019): Stichopus chloronotus aqueous extract as a chondroprotective agent for human chondrocytes isolated from osteoarthitis articular cartilage in vitro. Cytotechnology, 71(2), 521-537.

Honvo, G., Bruyère, O., Geerinck, A., Veronese, N., und Reginster, J. (2019): Die Wirksamkeit von Chondroitinsulfat bei Patienten mit Kniearthrose: Eine umfassende Meta-Analyse, die Unstimmigkeiten in randomisierten, placebokontrollierten Studien untersucht. Fortschritte in der Therapie, 36(5), 1085-1099.

Jaiswal, A., Goswami , K., Haldar, P., Salve H. R., und Singh, U.(2021): Prävalenz von Kniearthrose, ihre Determinanten und Auswirkungen auf die Lebensqualität älterer Menschen im ländlichen Ballabgarh, Haryana. J Fam Med Prim Care. 10(3), 1477-1480

Janiszewska, M., Barańska, A., Kanecki, K., Karpińska, A., Firlej, E., and Bogdan, M. (2020): Bewältigungsstrategien bei Frauen mit rheumatoider Arthritis. Annals of Agricultural and Environmental Medicine, 27(3), 401-406.

Jeanmaire, C., Mazières, B., Verrouil, E., Bernard, L., Guillemin, F., und Rat, A. (2018): Körperzusammensetzung und klinische Symptome bei Patienten mit Hüft- oder Knie-Osteoarthritis: Ergebnisse aus der KHOALA-Kohorte. Seminars in Arthritis and Rheumatism, 47(6), 797-804.

Jeihooni, A. K., Fereidouni, Z., Bahmandoost, M., und Harsini, P. A. (2021): Die Wirkung einer pädagogischen Intervention zur Förderung des präventiven Verhaltens bei Kniearthrose bei Frauen über 40 auf der Grundlage der Theorie des geplanten Verhaltens in einer Stichprobe von iranischen Frauen. 19(8), 321-332.

Jiang, W., Liu, H., Wan, R., Wu, Y., Shi, Z., and Huang, W. (2021): Mechanismen, die die mitochondriale Mechanotransduktion und die Biologie der Chondrozyten in der Pathogenese der Osteoarthritis verbinden. Ageing Research Reviews, 67(1), 301-315.

Jormand, H., Mohammadi, N., Khani Jeihooni, A., und Afzali Harsini, P. (2022): Selbstpflegeverhalten bei älteren Erwachsenen, die an Kniearthrose leiden: Anwendung der Theorie des geplanten Verhaltens. Frontiers in Public Health, 10 (5). 198-204

Katz, P. (2017): Ursachen und Folgen von Müdigkeit bei rheumatoider Arthritis. Aktuelle Meinung in Rheumatologie, 29(3), 269-276.

Kolasinski, S. L., Neogi, T., Hochberg, M. C., Oatis, C., Guyatt, G., Block, J., and Reston, J. (2020): 2019 American College of Rheumatology/Arthritis Foundation guideline for the management of osteoarthritis of the hand, hip, and knee. Arthritis Care & Research, 72(2), 149-162.

Kyoda, Y., Ichihara, K., Hashimoto, K., Kobayashi, K., Fukuta, F., and Masumori, N. (2019): Anhaltende Dichte neuroendokriner Zellen mit zunehmendem Alter geht der Entwicklung einer Prostatahyperplasie bei spontan hypertensiven Ratten voraus. BMC Urology, 19(1). 7-12.

Kyriazis, M. (2020): Altern als "zeitbezogene Dysfunktion": Eine Perspektive. Frontiers in Medicine, 7(5), 523-530.

Lazaridou, A., Martel, M. O., Cornelius, M., Franceschelli, O., Campbell, C., Smith, M., und Edwards, R. R. (2018): Der Zusammenhang zwischen täglicher körperlicher Aktivität und Schmerzen bei Patienten mit Kniearthrose: The moderating role of pain Catastrophizing. Pain Medicine, 20(5), 916-924. doi:10.1093/pm/pny129.

Levitin, D. J. (2020): Erfolgreich älter werden: Ein Neurowissenschaftler erforscht die Kraft und das Potenzial unseres Lebens. UK; Penguin, pp: 167-170.

Lindler, B. N., Long, K. E., Taylor, N. A., und Lei, W. (2020): Verwendung von pflanzlichen Arzneimitteln zur Behandlung von Osteoarthritis und rheumatoider Arthritis. Medicines, 7(11), 67-70.

Lucić, L. B., und Grazio, S. (2018): Auswirkungen des Gleichgewichtsvertrauens auf die Aktivitäten des täglichen Lebens älterer Menschen mit Kniearthrose im Hinblick auf Gleichgewicht, körperliche Funktion, Schmerzen und Lebensqualität - Ein vorläufiger Bericht. Klinischer Gerontologe, 41(4), 357-365.

Lynch, T. B., Chahla, J., und Nuelle, C. W. (2021): Anatomie und Biomechanik des hinteren Kreuzbandes. Die Zeitschrift für Kniechirurgie, 34(05), 499-508.

Magni, A., Agostoni, P., Bonezzi, C., Massazza, G., Menè, P., Savarino, V., und Fornasari, D. (2021): Behandlung von Osteoarthritis: Expertenmeinung zu NSAIDs. Schmerz und Therapie, 10(2), 783-808.

Manlapaz, D. G., Sole, G., Jayakaran, P., und Chapple, C. M. (2019): Risikofaktoren für Stürze bei Erwachsenen mit Knie-Osteoarthritis: A systematic review. PM&R, 11(7), 745-757.

Martel-Pelletier, J., Maheu, E., Pelletier, J., Alekseeva, L., Mkinsi, O., Branco, J., and Rannou, F. (2018): Ein neuer Entscheidungsbaum für die Diagnose von Osteoarthritis in der Primärversorgung: Internationaler Konsens von Experten. Aging Clinical and Experimental Research, 31(1), 19-30.

Marzuca-Nassr, G. N., SanMartín-Calísto, Y., Guerra-Vega, P., Artigas-Arias, M., Alegría, A., and Curi, R. (2020): Alterungsatrophie der Skelettmuskulatur: Assessment and exercise-based treatment. Advances in Experimental Medicine and Biology, 18(11), 123-158.

Martinec, R., Pinjatela, R., und Balen, D. (2019): Lebensqualität bei Patienten mit rheumatoider Arthritis - Eine vorläufige Studie. Acta Clin Croat. Mar; 58(1):157-166.

McCarty, M. F., O'Keefe, J. H., und DiNicolantonio, J. J. (2018): Glucosamin für die Behandlung von Osteoarthritis: Die Zeit ist reif für höher dosierte Studien. Journal of Dietary Supplements, 16(2), 179-192.

Mehrsafar, A. H., Serrano Rosa, M. A., Moghadam Zadeh, A., und Gazerani, P. (2020): Stress, professioneller Lebensstil und Telomerbiologie bei Spitzensportlern: Ein wachsender Trend in der Psychophysiologie des Sports. Frontiers in Psychology, 11(4),521-526.

Meiner, S. E., und Yeager, J. J. (2018): Gerontologische Pflege - E-Book. China; Elsevier Health Sciences, pp: 457-548.

Miller, C. A. (2018): Pflege für Wellness bei älteren Erwachsenen. China; LWW, S:471.

Mirzaei, N., Mohammadi Shahbolaghi, F., Noroozi, K., und Biglarian, A. (2017): Die Wirkung eines Selbstmanagement-Trainings auf die Selbstwirksamkeit von älteren Patienten mit Kniearthrose. Iranian Journal of Rehabilitation Research in Nursing, 3(4), 29-34.

Morgunova, G, V., Klebanov, A, A., und Khokhlov, A, N. (2018): Autophagie - der Weg zum Tod oder zur Unsterblichkeit? Aktivatoren und Inhibitoren der Autophagie als mögliche Modulatoren des Alterungsprozesses. Altern: Erforschung eines komplexen Phänomens/ed. Sh. I. Ahmad. Boca Raton: Taylor & Francis, pp: 475-85.

Mueller, A., Payandeh, Z., Mohammadkhani, N., Mubarak, S. M., Zakeri, A., Alagheband Bahrami, A., und Shakibaei, M. (2021): Jüngste Fortschritte im Verständnis der Pathogenese der rheumatoiden Arthritis: Neue Behandlungsstrategien. Cells, 10(11), 317-321.

Munjal, A., Bapat, S., Hubbard, D., Hunter, M., Kolhe, R., and Fulzele, S. (2019): Fortschritte bei molekularen Biomarkern für die Frühdiagnose von Osteoarthritis. Biomolekulare Konzepte, 10(1), 111-119.

Östlind, E., Eek, F., Stigmar, K., Sant'Anna, A., Hansson, E. E., und Struglics, A. (2022): Assoziationen zwischen körperlicher Aktivität, selbstberichteter Gelenkfunktion und molekularen Biomarkern bei Personen im arbeitsfähigen Alter mit Hüft- und/oder Kniearthrose. Osteoarthritis and Cartilage, 30(5), 117-120.

Otón, T., und Carmona, L. (2019): Die Epidemiologie der etablierten rheumatoiden Arthritis. Best Practice & Research Clinical Rheumatology, 33(5), 477-481.

Perrin, K. O., Sheehan, C. A., Potter, M. L., und Kazanowski, M. K. (2022): Palliativmedizinische Pflege: Pflege für leidende Patienten. UK; Jones & Bartlett Learning, pp: 180-183.

Perry, A. G., Potter, P. A., Ostendorf, W., und Laplante, N. (2021): Klinische Pflegekenntnisse und -techniken - E-Book. USA; Elsevier Health Sciences, S: 451.

Pinskerova, V., und Vavrik, P. (2020): Anatomie und Biomechanik des Knies und ihre Bedeutung für den Knieersatz. Personalisierter Hüft- und Kniegelenkersatz, 56(8), 159-168.

Pope, J. E. (2020): Management von Müdigkeit bei rheumatoider Arthritis. RMD Open, 6(1), e001084. doi:10.1136/rmdopen-2019-001084.

Potter, P. A., Perry, A. G., Stockert, P., und Hall, A. (2020): Grundlagen der Krankenpflege - E-Book. USA; Elsevier Health Sciences, pp: 990-991

Rahmati, M., Nalesso, G., Mobasheri, A., und Mozafari, M. (2017): Alterung und Osteoarthritis: Zentrale Rolle der extrazellulären Matrix. Ageing Research Reviews, 40(1), 20-30.

Raunsbæk, K, L., Lomborg, K., Ndosi, M., Hauge, E., und De Thurah, A. (2021): Die Wirksamkeit von E-Learning in der Patientenschulung für Patienten mit rheumatoider Arthritis: Die WebRA-Studie - Protokoll für eine pragmatische randomisierte kontrollierte Studie. BMC Rheumatologie, 5(1), 401-406.

Rezuș, E., Cardoneanu, A., Burlui, A., Luca, A., Codreanu, C., Tamba, B., and Rezuș, C. (2019): Die Verbindung zwischen Entzündungen und degenerativen Gelenkerkrankungen. International Journal of Molecular Sciences, 20(3), 614-618.

Riddle, D., Keefe, F., Ang, D., Slover, J., Jensen, M., Bair, M., und Dumenci, L. (2019): Randomisierte klinische Studie zum Schmerzbewältigungstraining für Patienten, die ihre Schmerzen vor einer Knieendoprothese katastrophisieren. Osteoarthritis and Cartilage, 27(18), 484-489.

Rini, C., Katz, A. W., Nwadugbo, A., Porter, L. S., Somers, T. J., und Keefe, F. J. (2020): Veränderungen bei der Identifizierung möglicher Schmerzbewältigungsstrategien durch Menschen mit Osteoarthritis, die ein webbasiertes Schmerzbewältigungstraining absolvieren. International Journal of Behavioral Medicine, 28(4), 488-498.

Runhaar, J., und Zhang, Y. (2018): Können wir OA verhindern? Epidemiologische und gesundheitspolitische Erkenntnisse und Auswirkungen. Rheumatologie, 57(4), 3-9.

Ruszymah, B. I., Shamsul, B., Chowdhury, S., und Hamdan, M. (2019): Auswirkung der Zelldichte auf die Bildung dreidimensionaler knorpeliger Konstrukte unter Verwendung von Fibrin und menschlichen osteoarthritischen Chondrozyten. Indian Journal of Medical Research, 149(5), 641-646.

Ryan, S. (2020): Pflege älterer Menschen mit Arthritis und anderen rheumatologischen Erkrankungen. USA; Springer Nature, pp: 183-185.

Saffari, M., Emami Meybodi, M. K., Sanaeinasab, H., Karami, A., Pakpour, A. H., und Koenig, H. G. (2018): Eine auf der Theorie des geplanten Verhaltens basierende Intervention zur Verbesserung der Lebensqualität bei Patienten mit Knie-/Hüft-Arthrose: Eine randomisierte kontrollierte Studie. Klinische Rheumatologie, 37(9), 2505-2515.

Sakaniwa, R., Noguchi, M., Imano, H., Shirai, K., Tamakoshi, A., und Iso, H. (2022): Auswirkung einer modifizierbaren gesunden Lebensweise auf den Lebenszeitgewinn vom mittleren bis zum höheren Alter. Age and Ageing, 51(5), 876-881.

Sakellariou, G., Conaghan, P. G., Zhang, W., Bijlsma, J. W., Boyesen, P., D'Agostino, M. A., und Iagnocco, A. (2017): EULAR-Empfehlungen für den Einsatz von Bildgebung bei der klinischen Behandlung von Arthrose der peripheren Gelenke. Annals of the Rheumatic Diseases, 76(9), 1484-1494.

Salman, S. D. (2020): Auswirkungen des Alterns auf die Körpersysteme: A review. Journal of Research on the Lepidoptera, 51(2), 1011-1020.

Santos, M. G., Damiani, P., Marcon, A. C., Haupenthal, A., und Avelar, N. P. (2020): Einfluss der Kniearthrose auf die funktionelle Leistungsfähigkeit, Lebensqualität und Schmerzen bei älteren Frauen. Fisioterapia em Movimento, 33(2), 1651-1660.

Sgarbieri, V. C., und Pacheco, M. T. (2017): Gesundes Altern beim Menschen: Intrinsische und umweltbedingte Faktoren. Brasilianische Zeitschrift für Lebensmitteltechnologie, 20(0), 1821-1828.

Shamekh, A., Alizadeh, M., Nejadghaderi, S. A., Sullman, M. J., Kaufman, J. S., Collins, G. S., und Safiri, S. (2022): Die Belastung durch Osteoarthritis in der Region Naher Osten und Nordafrika von 1990 bis 2019. 84(9), 687-690.

Sharma, V., Anuvat, K., John, L., und Davis, M. (2017): Arthritis des Knies. DeckerMed Pain Management. 38(4), 189-193.

Srour, O., und Saad, N. (2022): Wirkung von Umschlägen auf knieassoziierte Symptome und Schmerzschwere bei Patienten mit

Kniearthrose. International Egyptian Journal of Nursing Sciences and Research, 2(2), 397-412.

Stanisławski, K. (2019): Das Coping Circumplex Modell: Ein integratives Modell der Struktur der Stressbewältigung. Frontiers in Psychology, 10 (5), 176-180.

Timalsina, R., und Songwathana, P. (2020): Faktoren, die die Resilienz älterer Erwachsener, die eine Katastrophe erleben, erhöhen: Eine systematische Überprüfung. Australasian Emergency Care, 23(1), 11-22.

To, B., Ratneswaran, A., Kerr, G., und Beier, F. (2019): Untersuchung der Rolle des nuklearen Rezeptors proliferator-activated receptor delta (PPARδ) in Alterungs- und Stoffwechselmodellen der Osteoarthritis. Osteoarthritis and Cartilage, 27(95), 267-273.

Vinatier, C., Domínguez, E., Guicheux, J., and Caramés, B. (2018): Die Rolle des integrativen Netzwerks von Entzündung, Autophagie und Seneszenz bei Osteoarthritis. Frontiers in Physiology, 9(5), 311-316.

Vincent, T. L. (2020): Periphere Schmerzmechanismen bei Osteoarthritis. Schmerz, 161(1), 138-146.

Viswas, S. (2021): Auswirkungen von Kräftigungs- und propriozeptiven Übungen auf das Gleichgewicht und die Aktivitäten des täglichen Lebens (ADLS) bei Patienten mit Kniearthrose aus West-Delhi, indische Bevölkerung.

Internationale Zeitschrift für Pharmazeutische und Bio-Medizinische Wissenschaft, 01(08), 97-104.

Vitaloni, M., Bemden B, A., Contreras, S, R, M., Scotton, D., Bibas, M., und Quintero, M. (2019): Das globale Management von Patienten mit Kniearthrose beginnt mit der Bewertung der Lebensqualität: eine systematische Übersicht. BMC Musculoskelet Disord 20(1):493-497.

Wang, R., und Ben, H. (2020): Beschleunigter Alterungsprozess von Bio-Öl-Modellverbindungen: A mechanism study. Frontiers in Energy Research, 8(2), 543-550.

Wang, X., Hunter, D., Jin, X., und Ding, C. (2018): Die Bedeutung der synovialen Entzündung bei Osteoarthritis: Aktuelle Erkenntnisse aus bildgebenden Untersuchungen und klinischen Studien. Osteoarthritis und Knorpel, 26(2), 165-174.

Wei, X., Dong, Z., Cheng, L., Guo, Z., und Lv, Z. (2020): Identifizierung von geschlechtsspezifischen Genen und Signalwegen bei Osteoarthritis durch Bioinfromatik. Osteoarthritis and Cartilage, 28(3), 207-2012.

Williams, P. A. (2019): Grundlagen der Altenpflege - E-Book. Philadelphia; Elsevier Health Sciences, pp: 459-460.

Wood, M. J., Miller, R. E., und Malfait, A. (2022): Die Entstehung von Schmerzen bei Osteoarthritis: Entzündung als Vermittler von Arthroseschmerzen. Kliniken für Geriatrische Medizin, 38(2), 221-238.

Xu, H., und Van Remmen, H. (2021): Die sarko-endoplasmatische Retikulum-Kalzium-ATPase (SERCA) Pumpe: Ein potenzielles Ziel für Interventionen bei Alterung und Skelettmuskelpathologien. Skelettmuskel, 11(1), 96-99.

Yousefzadeh, M., Henpita, C., Vyas, R., Soto-Palma, C., Robbins, P., und Niedernhofer, L. (2021): DNA-Schäden - wie und warum wir altern? eLife, 10(1), 873-878.

Zheng, J., Jackson, T. W., Fortier, L., Bonassar, L., Delco, M., and Cohen, I. (2019): Large number tracking of depth and mechanics dependent calcium signaling in chondrocytes of articular cartilage. Osteoarthritis and Cartilage, 27(2), 201-S206.

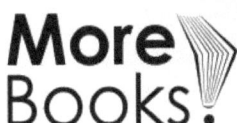 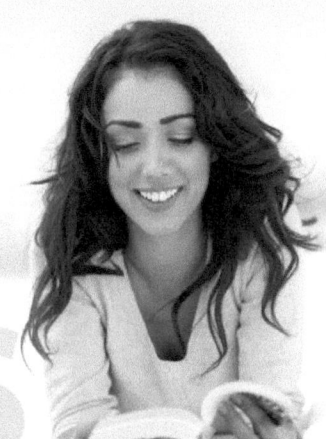

I want morebooks!

Buy your books fast and straightforward online - at one of world's fastest growing online book stores! Environmentally sound due to Print-on-Demand technologies.

Buy your books online at
www.morebooks.shop

Kaufen Sie Ihre Bücher schnell und unkompliziert online – auf einer der am schnellsten wachsenden Buchhandelsplattformen weltweit! Dank Print-On-Demand umwelt- und ressourcenschonend produziert.

Bücher schneller online kaufen
www.morebooks.shop

 info@omniscriptum.com
www.omniscriptum.com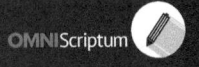

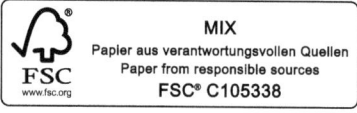

Printed by Books on Demand GmbH, Norderstedt / Germany